Copyright © 2020 N.

All rights reserved.

No part of this book can be reproduced, transmitted, or used in any form or by any means – graphic, electronic mechanical, or otherwise – without the prior written consent of the publisher. All artwork unless stated otherwise is Copyright © 2020 NAH-FROG

This Book Belongs to

_____

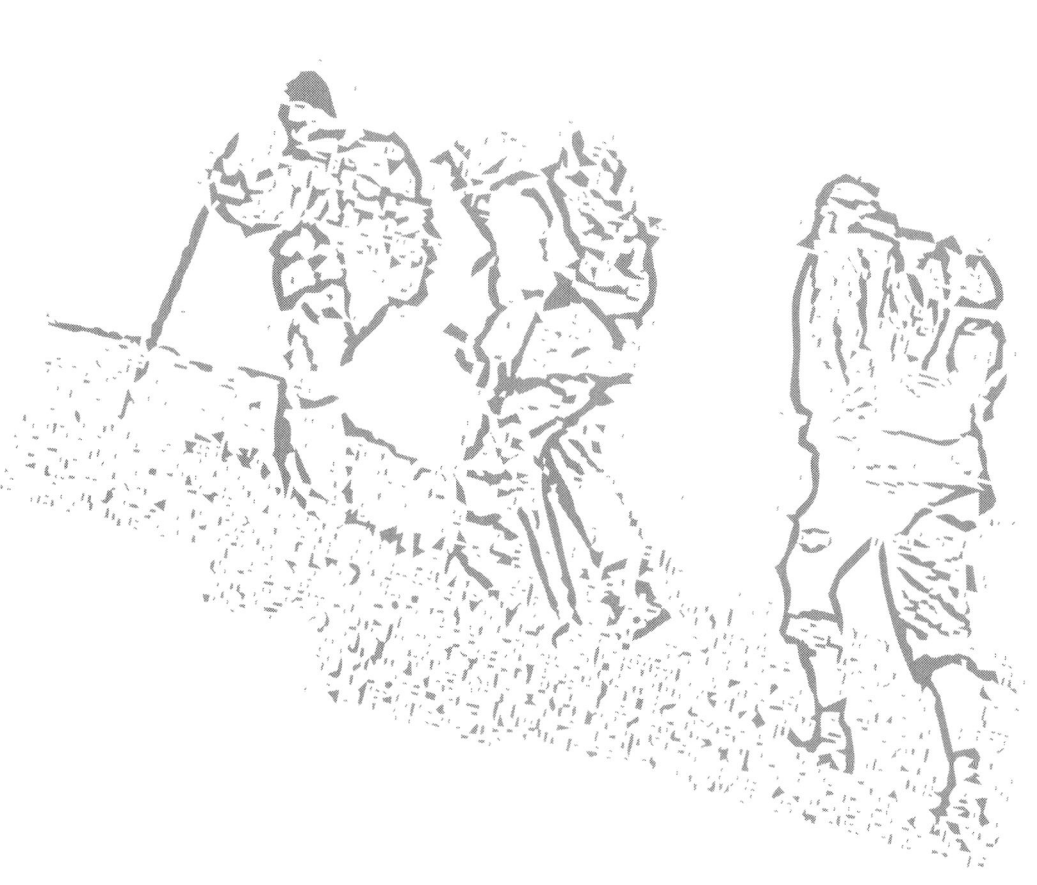

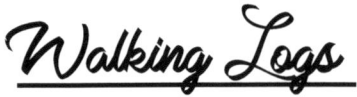
Walking Logs

Date: _____   Time: _____

Weather
- ☐ Mild ☐ Hot ☐ Cold   Total Distance _____ Duration _____

- ☐ Brisk walk   ☐ Moderate intensity   ☐ Stroll
  Duration _____   Duration _____   Duration _____

☆ ☆ ☆
☆ ☆ ☆

Notes _____

Date: _____   Time: _____

Weather
- ☐ Mild ☐ Hot ☐ Cold   Total Distance _____ Duration _____

- ☐ Brisk walk   ☐ Moderate intensity   ☐ Stroll
  Duration _____   Duration _____   Duration _____

☆ ☆ ☆
☆ ☆ ☆

Notes _____

Date: _____   Time: _____

Weather
- ☐ Mild ☐ Hot ☐ Cold   Total Distance _____ Duration _____

- ☐ Brisk walk   ☐ Moderate intensity   ☐ Stroll
  Duration _____   Duration _____   Duration _____

☆ ☆ ☆
☆ ☆ ☆

Notes _____

Date: _____   Time: _____

Weather
- ☐ Mild ☐ Hot ☐ Cold   Total Distance _____ Duration _____

- ☐ Brisk walk   ☐ Moderate intensity   ☐ Stroll
  Duration _____   Duration _____   Duration _____

☆ ☆ ☆
☆ ☆ ☆

Notes _____

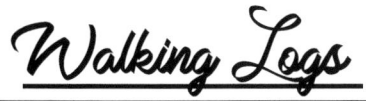

Date: _____ Time: _____

Weather
☐ Mild ☐ Hot ☐ Cold   Total Distance _____ Duration _____

☐ Brisk walk | ☐ Moderate intensity | ☐ Stroll
Duration _____ | Duration _____ | Duration _____

☆ ☆ ☆
☆ ☆ ☆

Notes _____

Date: _____ Time: _____

Weather
☐ Mild ☐ Hot ☐ Cold   Total Distance _____ Duration _____

☐ Brisk walk | ☐ Moderate intensity | ☐ Stroll
Duration _____ | Duration _____ | Duration _____

☆ ☆ ☆
☆ ☆ ☆

Notes _____

Date: _____ Time: _____

Weather
☐ Mild ☐ Hot ☐ Cold   Total Distance _____ Duration _____

☐ Brisk walk | ☐ Moderate intensity | ☐ Stroll
Duration _____ | Duration _____ | Duration _____

☆ ☆ ☆
☆ ☆ ☆

Notes _____

Date: _____ Time: _____

Weather
☐ Mild ☐ Hot ☐ Cold   Total Distance _____ Duration _____

☐ Brisk walk | ☐ Moderate intensity | ☐ Stroll
Duration _____ | Duration _____ | Duration _____

☆ ☆ ☆
☆ ☆ ☆

Notes _____

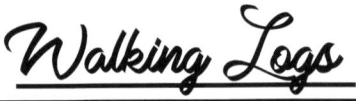

Walking Logs

Date: _____ Time: _____

Weather
☐ Mild ☐ Hot ☐ Cold   Total Distance _____ Duration _____

☐ Brisk walk
Duration _____

☐ Moderate intensity
Duration _____

☐ Stroll
Duration _____

☆☆☆
☆☆☆

Notes _____

Date: _____ Time: _____

Weather
☐ Mild ☐ Hot ☐ Cold   Total Distance _____ Duration _____

☐ Brisk walk
Duration _____

☐ Moderate intensity
Duration _____

☐ Stroll
Duration _____

☆☆☆
☆☆☆

Notes _____

Date: _____ Time: _____

Weather
☐ Mild ☐ Hot ☐ Cold   Total Distance _____ Duration _____

☐ Brisk walk
Duration _____

☐ Moderate intensity
Duration _____

☐ Stroll
Duration _____

☆☆☆
☆☆☆

Notes _____

Date: _____ Time: _____

Weather
☐ Mild ☐ Hot ☐ Cold   Total Distance _____ Duration _____

☐ Brisk walk
Duration _____

☐ Moderate intensity
Duration _____

☐ Stroll
Duration _____

☆☆☆
☆☆☆

Notes _____

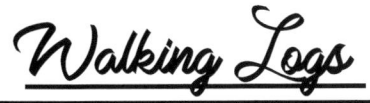
Walking Logs

Date: _____ Time: _____

Weather
☐ Mild ☐ Hot ☐ Cold   Total Distance _____ Duration _____

☐ Brisk walk   ☐ Moderate intensity   ☐ Stroll
Duration _____   Duration _____   Duration _____   ☆☆☆ ☆☆☆

Notes _____

Date: _____ Time: _____

Weather
☐ Mild ☐ Hot ☐ Cold   Total Distance _____ Duration _____

☐ Brisk walk   ☐ Moderate intensity   ☐ Stroll
Duration _____   Duration _____   Duration _____   ☆☆☆ ☆☆☆

Notes _____

Date: _____ Time: _____

Weather
☐ Mild ☐ Hot ☐ Cold   Total Distance _____ Duration _____

☐ Brisk walk   ☐ Moderate intensity   ☐ Stroll
Duration _____   Duration _____   Duration _____   ☆☆☆ ☆☆☆

Notes _____

Date: _____ Time: _____

Weather
☐ Mild ☐ Hot ☐ Cold   Total Distance _____ Duration _____

☐ Brisk walk   ☐ Moderate intensity   ☐ Stroll
Duration _____   Duration _____   Duration _____   ☆☆☆ ☆☆☆

Notes _____

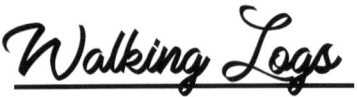
Walking Logs

Date: _____ Time: _____

Weather
- [ ] Mild [ ] Hot [ ] Cold   Total Distance _____ Duration _____

- [ ] Brisk walk — Duration _____
- [ ] Moderate intensity — Duration _____
- [ ] Stroll — Duration _____

☆ ☆ ☆
☆ ☆ ☆

Notes _____

Date: _____ Time: _____

Weather
- [ ] Mild [ ] Hot [ ] Cold   Total Distance _____ Duration _____

- [ ] Brisk walk — Duration _____
- [ ] Moderate intensity — Duration _____
- [ ] Stroll — Duration _____

☆ ☆ ☆
☆ ☆ ☆

Notes _____

Date: _____ Time: _____

Weather
- [ ] Mild [ ] Hot [ ] Cold   Total Distance _____ Duration _____

- [ ] Brisk walk — Duration _____
- [ ] Moderate intensity — Duration _____
- [ ] Stroll — Duration _____

☆ ☆ ☆
☆ ☆ ☆

Notes _____

Date: _____ Time: _____

Weather
- [ ] Mild [ ] Hot [ ] Cold   Total Distance _____ Duration _____

- [ ] Brisk walk — Duration _____
- [ ] Moderate intensity — Duration _____
- [ ] Stroll — Duration _____

☆ ☆ ☆
☆ ☆ ☆

Notes _____

Walking Logs

Date: _____ Time: _____

Weather
☐ Mild ☐ Hot ☐ Cold   Total Distance _____   Duration _____

☐ Brisk walk
Duration _____

☐ Moderate intensity
Duration _____

☐ Stroll
Duration _____

☆ ☆ ☆
☆ ☆ ☆

Notes _____

Date: _____ Time: _____

Weather
☐ Mild ☐ Hot ☐ Cold   Total Distance _____   Duration _____

☐ Brisk walk
Duration _____

☐ Moderate intensity
Duration _____

☐ Stroll
Duration _____

☆ ☆ ☆
☆ ☆ ☆

Notes _____

Date: _____ Time: _____

Weather
☐ Mild ☐ Hot ☐ Cold   Total Distance _____   Duration _____

☐ Brisk walk
Duration _____

☐ Moderate intensity
Duration _____

☐ Stroll
Duration _____

☆ ☆ ☆
☆ ☆ ☆

Notes _____

Date: _____ Time: _____

Weather
☐ Mild ☐ Hot ☐ Cold   Total Distance _____   Duration _____

☐ Brisk walk
Duration _____

☐ Moderate intensity
Duration _____

☐ Stroll
Duration _____

☆ ☆ ☆
☆ ☆ ☆

Notes _____

Walking Logs

Date: _____ Time: _____

Weather
☐ Mild ☐ Hot ☐ Cold Total Distance _____ Duration _____

☐ Brisk walk
Duration _____

☐ Moderate intensity
Duration _____

☐ Stroll
Duration _____

☆ ☆ ☆
☆ ☆ ☆

Notes _____

Date: _____ Time: _____

Weather
☐ Mild ☐ Hot ☐ Cold Total Distance _____ Duration _____

☐ Brisk walk
Duration _____

☐ Moderate intensity
Duration _____

☐ Stroll
Duration _____

☆ ☆ ☆
☆ ☆ ☆

Notes _____

Date: _____ Time: _____

Weather
☐ Mild ☐ Hot ☐ Cold Total Distance _____ Duration _____

☐ Brisk walk
Duration _____

☐ Moderate intensity
Duration _____

☐ Stroll
Duration _____

☆ ☆ ☆
☆ ☆ ☆

Notes _____

Date: _____ Time: _____

Weather
☐ Mild ☐ Hot ☐ Cold Total Distance _____ Duration _____

☐ Brisk walk
Duration _____

☐ Moderate intensity
Duration _____

☐ Stroll
Duration _____

☆ ☆ ☆
☆ ☆ ☆

Notes _____

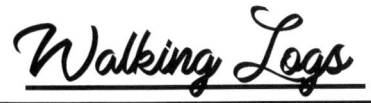

Date: _____ Time: _____

Weather
- [ ] Mild [ ] Hot [ ] Cold   Total Distance _____ Duration _____

- [ ] Brisk walk   [ ] Moderate intensity   [ ] Stroll
  Duration _____   Duration _____   Duration _____

☆ ☆ ☆
☆ ☆ ☆

Notes _____

Date: _____ Time: _____

Weather
- [ ] Mild [ ] Hot [ ] Cold   Total Distance _____ Duration _____

- [ ] Brisk walk   [ ] Moderate intensity   [ ] Stroll
  Duration _____   Duration _____   Duration _____

☆ ☆ ☆
☆ ☆ ☆

Notes _____

Date: _____ Time: _____

Weather
- [ ] Mild [ ] Hot [ ] Cold   Total Distance _____ Duration _____

- [ ] Brisk walk   [ ] Moderate intensity   [ ] Stroll
  Duration _____   Duration _____   Duration _____

☆ ☆ ☆
☆ ☆ ☆

Notes _____

Date: _____ Time: _____

Weather
- [ ] Mild [ ] Hot [ ] Cold   Total Distance _____ Duration _____

- [ ] Brisk walk   [ ] Moderate intensity   [ ] Stroll
  Duration _____   Duration _____   Duration _____

☆ ☆ ☆
☆ ☆ ☆

Notes _____

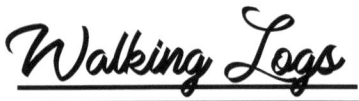
Walking Logs

Date: _____ Time: _____

Weather
☐ Mild ☐ Hot ☐ Cold   Total Distance _____ Duration _____

☐ Brisk walk   ☐ Moderate intensity   ☐ Stroll
Duration _____   Duration _____   Duration _____

☆☆☆
☆☆☆

Notes _____

Date: _____ Time: _____

Weather
☐ Mild ☐ Hot ☐ Cold   Total Distance _____ Duration _____

☐ Brisk walk   ☐ Moderate intensity   ☐ Stroll
Duration _____   Duration _____   Duration _____

☆☆☆
☆☆☆

Notes _____

Date: _____ Time: _____

Weather
☐ Mild ☐ Hot ☐ Cold   Total Distance _____ Duration _____

☐ Brisk walk   ☐ Moderate intensity   ☐ Stroll
Duration _____   Duration _____   Duration _____

☆☆☆
☆☆☆

Notes _____

Date: _____ Time: _____

Weather
☐ Mild ☐ Hot ☐ Cold   Total Distance _____ Duration _____

☐ Brisk walk   ☐ Moderate intensity   ☐ Stroll
Duration _____   Duration _____   Duration _____

☆☆☆
☆☆☆

Notes _____

Walking Logs

Date: _____ Time: _____

Weather
☐ Mild ☐ Hot ☐ Cold   Total Distance _____ Duration _____

☐ Brisk walk | ☐ Moderate intensity | ☐ Stroll
Duration _____ | Duration _____ | Duration _____

☆☆☆
☆☆☆

Notes _____

Date: _____ Time: _____

Weather
☐ Mild ☐ Hot ☐ Cold   Total Distance _____ Duration _____

☐ Brisk walk | ☐ Moderate intensity | ☐ Stroll
Duration _____ | Duration _____ | Duration _____

☆☆☆
☆☆☆

Notes _____

Date: _____ Time: _____

Weather
☐ Mild ☐ Hot ☐ Cold   Total Distance _____ Duration _____

☐ Brisk walk | ☐ Moderate intensity | ☐ Stroll
Duration _____ | Duration _____ | Duration _____

☆☆☆
☆☆☆

Notes _____

Date: _____ Time: _____

Weather
☐ Mild ☐ Hot ☐ Cold   Total Distance _____ Duration _____

☐ Brisk walk | ☐ Moderate intensity | ☐ Stroll
Duration _____ | Duration _____ | Duration _____

☆☆☆
☆☆☆

Notes _____

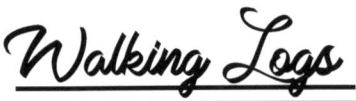
Walking Logs

Date: _____ Time: _____

Weather
☐ Mild ☐ Hot ☐ Cold   Total Distance _____ Duration _____

☐ Brisk walk
Duration _____

☐ Moderate intensity
Duration _____

☐ Stroll
Duration _____

☆☆☆
☆☆☆

Notes _____

Date: _____ Time: _____

Weather
☐ Mild ☐ Hot ☐ Cold   Total Distance _____ Duration _____

☐ Brisk walk
Duration _____

☐ Moderate intensity
Duration _____

☐ Stroll
Duration _____

☆☆☆
☆☆☆

Notes _____

Date: _____ Time: _____

Weather
☐ Mild ☐ Hot ☐ Cold   Total Distance _____ Duration _____

☐ Brisk walk
Duration _____

☐ Moderate intensity
Duration _____

☐ Stroll
Duration _____

☆☆☆
☆☆☆

Notes _____

Date: _____ Time: _____

Weather
☐ Mild ☐ Hot ☐ Cold   Total Distance _____ Duration _____

☐ Brisk walk
Duration _____

☐ Moderate intensity
Duration _____

☐ Stroll
Duration _____

☆☆☆
☆☆☆

Notes _____

Walking Logs

Date: _____ Time: _____

Weather
☐ Mild ☐ Hot ☐ Cold   Total Distance _____ Duration _____

☐ Brisk walk   ☐ Moderate intensity   ☐ Stroll
Duration _____   Duration _____   Duration _____

☆☆☆
☆☆☆

Notes _____

Date: _____ Time: _____

Weather
☐ Mild ☐ Hot ☐ Cold   Total Distance _____ Duration _____

☐ Brisk walk   ☐ Moderate intensity   ☐ Stroll
Duration _____   Duration _____   Duration _____

☆☆☆
☆☆☆

Notes _____

Date: _____ Time: _____

Weather
☐ Mild ☐ Hot ☐ Cold   Total Distance _____ Duration _____

☐ Brisk walk   ☐ Moderate intensity   ☐ Stroll
Duration _____   Duration _____   Duration _____

☆☆☆
☆☆☆

Notes _____

Date: _____ Time: _____

Weather
☐ Mild ☐ Hot ☐ Cold   Total Distance _____ Duration _____

☐ Brisk walk   ☐ Moderate intensity   ☐ Stroll
Duration _____   Duration _____   Duration _____

☆☆☆
☆☆☆

Notes _____

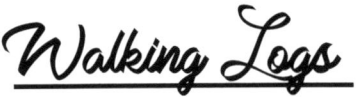
Walking Logs

Date: _____ Time: _____

Weather
☐ Mild ☐ Hot ☐ Cold   Total Distance _____ Duration _____

☐ Brisk walk
Duration _____

☐ Moderate intensity
Duration _____

☐ Stroll
Duration _____

☆ ☆ ☆
☆ ☆ ☆

Notes _____

Date: _____ Time: _____

Weather
☐ Mild ☐ Hot ☐ Cold   Total Distance _____ Duration _____

☐ Brisk walk
Duration _____

☐ Moderate intensity
Duration _____

☐ Stroll
Duration _____

☆ ☆ ☆
☆ ☆ ☆

Notes _____

Date: _____ Time: _____

Weather
☐ Mild ☐ Hot ☐ Cold   Total Distance _____ Duration _____

☐ Brisk walk
Duration _____

☐ Moderate intensity
Duration _____

☐ Stroll
Duration _____

☆ ☆ ☆
☆ ☆ ☆

Notes _____

Date: _____ Time: _____

Weather
☐ Mild ☐ Hot ☐ Cold   Total Distance _____ Duration _____

☐ Brisk walk
Duration _____

☐ Moderate intensity
Duration _____

☐ Stroll
Duration _____

☆ ☆ ☆
☆ ☆ ☆

Notes _____

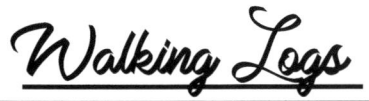

Date: _____ Time: _____

Weather
☐ Mild ☐ Hot ☐ Cold   Total Distance _____ Duration _____

☐ Brisk walk
Duration _____

☐ Moderate intensity
Duration _____

☐ Stroll
Duration _____

☆☆☆
☆☆☆

Notes _____

Date: _____ Time: _____

Weather
☐ Mild ☐ Hot ☐ Cold   Total Distance _____ Duration _____

☐ Brisk walk
Duration _____

☐ Moderate intensity
Duration _____

☐ Stroll
Duration _____

☆☆☆
☆☆☆

Notes _____

Date: _____ Time: _____

Weather
☐ Mild ☐ Hot ☐ Cold   Total Distance _____ Duration _____

☐ Brisk walk
Duration _____

☐ Moderate intensity
Duration _____

☐ Stroll
Duration _____

☆☆☆
☆☆☆

Notes _____

Date: _____ Time: _____

Weather
☐ Mild ☐ Hot ☐ Cold   Total Distance _____ Duration _____

☐ Brisk walk
Duration _____

☐ Moderate intensity
Duration _____

☐ Stroll
Duration _____

☆☆☆
☆☆☆

Notes _____

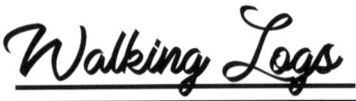

Walking Logs

Date: _____ Time: _____

Weather
☐ Mild ☐ Hot ☐ Cold   Total Distance _____ Duration _____

☐ Brisk walk
Duration _____

☐ Moderate intensity
Duration _____

☐ Stroll
Duration _____

☆☆☆
☆☆☆

Notes _____

Date: _____ Time: _____

Weather
☐ Mild ☐ Hot ☐ Cold   Total Distance _____ Duration _____

☐ Brisk walk
Duration _____

☐ Moderate intensity
Duration _____

☐ Stroll
Duration _____

☆☆☆
☆☆☆

Notes _____

Date: _____ Time: _____

Weather
☐ Mild ☐ Hot ☐ Cold   Total Distance _____ Duration _____

☐ Brisk walk
Duration _____

☐ Moderate intensity
Duration _____

☐ Stroll
Duration _____

☆☆☆
☆☆☆

Notes _____

Date: _____ Time: _____

Weather
☐ Mild ☐ Hot ☐ Cold   Total Distance _____ Duration _____

☐ Brisk walk
Duration _____

☐ Moderate intensity
Duration _____

☐ Stroll
Duration _____

☆☆☆
☆☆☆

Notes _____

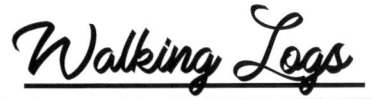

Date: _____ Time: _____

Weather
☐ Mild ☐ Hot ☐ Cold   Total Distance _____ Duration _____

☐ Brisk walk ☐ Moderate intensity ☐ Stroll   ☆☆☆
Duration _____ Duration _____ Duration _____   ☆☆☆

Notes _____

Date: _____ Time: _____

Weather
☐ Mild ☐ Hot ☐ Cold   Total Distance _____ Duration _____

☐ Brisk walk ☐ Moderate intensity ☐ Stroll   ☆☆☆
Duration _____ Duration _____ Duration _____   ☆☆☆

Notes _____

Date: _____ Time: _____

Weather
☐ Mild ☐ Hot ☐ Cold   Total Distance _____ Duration _____

☐ Brisk walk ☐ Moderate intensity ☐ Stroll   ☆☆☆
Duration _____ Duration _____ Duration _____   ☆☆☆

Notes _____

Date: _____ Time: _____

Weather
☐ Mild ☐ Hot ☐ Cold   Total Distance _____ Duration _____

☐ Brisk walk ☐ Moderate intensity ☐ Stroll   ☆☆☆
Duration _____ Duration _____ Duration _____   ☆☆☆

Notes _____

Walking Logs

Date: _____ Time: _____

Weather
☐ Mild ☐ Hot ☐ Cold   Total Distance _____ Duration _____

☐ Brisk walk   ☐ Moderate intensity   ☐ Stroll
Duration _____ Duration _____   Duration _____

☆ ☆ ☆
☆ ☆ ☆

Notes _____

Date: _____ Time: _____

Weather
☐ Mild ☐ Hot ☐ Cold   Total Distance _____ Duration _____

☐ Brisk walk   ☐ Moderate intensity   ☐ Stroll
Duration _____ Duration _____   Duration _____

☆ ☆ ☆
☆ ☆ ☆

Notes _____

Date: _____ Time: _____

Weather
☐ Mild ☐ Hot ☐ Cold   Total Distance _____ Duration _____

☐ Brisk walk   ☐ Moderate intensity   ☐ Stroll
Duration _____ Duration _____   Duration _____

☆ ☆ ☆
☆ ☆ ☆

Notes _____

Date: _____ Time: _____

Weather
☐ Mild ☐ Hot ☐ Cold   Total Distance _____ Duration _____

☐ Brisk walk   ☐ Moderate intensity   ☐ Stroll
Duration _____ Duration _____   Duration _____

☆ ☆ ☆
☆ ☆ ☆

Notes _____

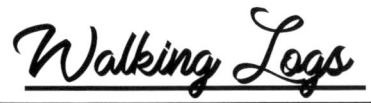

Walking Logs

Date: _____ Time: _____

Weather
☐ Mild ☐ Hot ☐ Cold   Total Distance _____ Duration _____

☐ Brisk walk   ☐ Moderate intensity   ☐ Stroll
Duration _____   Duration _____   Duration _____

☆☆☆
☆☆☆

Notes _____

Date: _____ Time: _____

Weather
☐ Mild ☐ Hot ☐ Cold   Total Distance _____ Duration _____

☐ Brisk walk   ☐ Moderate intensity   ☐ Stroll
Duration _____   Duration _____   Duration _____

☆☆☆
☆☆☆

Notes _____

Date: _____ Time: _____

Weather
☐ Mild ☐ Hot ☐ Cold   Total Distance _____ Duration _____

☐ Brisk walk   ☐ Moderate intensity   ☐ Stroll
Duration _____   Duration _____   Duration _____

☆☆☆
☆☆☆

Notes _____

Date: _____ Time: _____

Weather
☐ Mild ☐ Hot ☐ Cold   Total Distance _____ Duration _____

☐ Brisk walk   ☐ Moderate intensity   ☐ Stroll
Duration _____   Duration _____   Duration _____

☆☆☆
☆☆☆

Notes _____

Walking Logs

Date: _____ Time: _____

Weather
☐ Mild ☐ Hot ☐ Cold   Total Distance _____ Duration _____

☐ Brisk walk
Duration _____

☐ Moderate intensity
Duration _____

☐ Stroll
Duration _____

☆☆☆
☆☆☆

Notes _____

Date: _____ Time: _____

Weather
☐ Mild ☐ Hot ☐ Cold   Total Distance _____ Duration _____

☐ Brisk walk
Duration _____

☐ Moderate intensity
Duration _____

☐ Stroll
Duration _____

☆☆☆
☆☆☆

Notes _____

Date: _____ Time: _____

Weather
☐ Mild ☐ Hot ☐ Cold   Total Distance _____ Duration _____

☐ Brisk walk
Duration _____

☐ Moderate intensity
Duration _____

☐ Stroll
Duration _____

☆☆☆
☆☆☆

Notes _____

Date: _____ Time: _____

Weather
☐ Mild ☐ Hot ☐ Cold   Total Distance _____ Duration _____

☐ Brisk walk
Duration _____

☐ Moderate intensity
Duration _____

☐ Stroll
Duration _____

☆☆☆
☆☆☆

Notes _____

Walking Logs

Date: _____ Time: _____

Weather
☐ Mild ☐ Hot ☐ Cold   Total Distance _____ Duration _____

☐ Brisk walk   ☐ Moderate intensity   ☐ Stroll
Duration _____   Duration _____   Duration _____   ☆☆☆ ☆☆☆

Notes _____

Date: _____ Time: _____

Weather
☐ Mild ☐ Hot ☐ Cold   Total Distance _____ Duration _____

☐ Brisk walk   ☐ Moderate intensity   ☐ Stroll
Duration _____   Duration _____   Duration _____   ☆☆☆ ☆☆☆

Notes _____

Date: _____ Time: _____

Weather
☐ Mild ☐ Hot ☐ Cold   Total Distance _____ Duration _____

☐ Brisk walk   ☐ Moderate intensity   ☐ Stroll
Duration _____   Duration _____   Duration _____   ☆☆☆ ☆☆☆

Notes _____

Date: _____ Time: _____

Weather
☐ Mild ☐ Hot ☐ Cold   Total Distance _____ Duration _____

☐ Brisk walk   ☐ Moderate intensity   ☐ Stroll
Duration _____   Duration _____   Duration _____   ☆☆☆ ☆☆☆

Notes _____

Walking Logs

Date: _____ Time: _____

Weather
☐ Mild ☐ Hot ☐ Cold   Total Distance _____ Duration _____

☐ Brisk walk   ☐ Moderate intensity   ☐ Stroll
Duration _____   Duration _____   Duration _____

☆☆☆
☆☆☆

Notes _____

Date: _____ Time: _____

Weather
☐ Mild ☐ Hot ☐ Cold   Total Distance _____ Duration _____

☐ Brisk walk   ☐ Moderate intensity   ☐ Stroll
Duration _____   Duration _____   Duration _____

☆☆☆
☆☆☆

Notes _____

Date: _____ Time: _____

Weather
☐ Mild ☐ Hot ☐ Cold   Total Distance _____ Duration _____

☐ Brisk walk   ☐ Moderate intensity   ☐ Stroll
Duration _____   Duration _____   Duration _____

☆☆☆
☆☆☆

Notes _____

Date: _____ Time: _____

Weather
☐ Mild ☐ Hot ☐ Cold   Total Distance _____ Duration _____

☐ Brisk walk   ☐ Moderate intensity   ☐ Stroll
Duration _____   Duration _____   Duration _____

☆☆☆
☆☆☆

Notes _____

Walking Logs

Date: _____ Time: _____

Weather
☐ Mild ☐ Hot ☐ Cold   Total Distance _____ Duration _____

☐ Brisk walk | ☐ Moderate intensity | ☐ Stroll
Duration _____ | Duration _____ | Duration _____

☆ ☆ ☆
☆ ☆ ☆

Notes _____

Date: _____ Time: _____

Weather
☐ Mild ☐ Hot ☐ Cold   Total Distance _____ Duration _____

☐ Brisk walk | ☐ Moderate intensity | ☐ Stroll
Duration _____ | Duration _____ | Duration _____

☆ ☆ ☆
☆ ☆ ☆

Notes _____

Date: _____ Time: _____

Weather
☐ Mild ☐ Hot ☐ Cold   Total Distance _____ Duration _____

☐ Brisk walk | ☐ Moderate intensity | ☐ Stroll
Duration _____ | Duration _____ | Duration _____

☆ ☆ ☆
☆ ☆ ☆

Notes _____

Date: _____ Time: _____

Weather
☐ Mild ☐ Hot ☐ Cold   Total Distance _____ Duration _____

☐ Brisk walk | ☐ Moderate intensity | ☐ Stroll
Duration _____ | Duration _____ | Duration _____

☆ ☆ ☆
☆ ☆ ☆

Notes _____

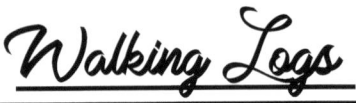
Walking Logs

Date: _____ Time: _____

Weather
☐ Mild ☐ Hot ☐ Cold   Total Distance _____ Duration _____

☐ Brisk walk   ☐ Moderate intensity   ☐ Stroll
Duration _____   Duration _____   Duration _____

☆ ☆ ☆
☆ ☆ ☆

Notes _____

Date: _____ Time: _____

Weather
☐ Mild ☐ Hot ☐ Cold   Total Distance _____ Duration _____

☐ Brisk walk   ☐ Moderate intensity   ☐ Stroll
Duration _____   Duration _____   Duration _____

☆ ☆ ☆
☆ ☆ ☆

Notes _____

Date: _____ Time: _____

Weather
☐ Mild ☐ Hot ☐ Cold   Total Distance _____ Duration _____

☐ Brisk walk   ☐ Moderate intensity   ☐ Stroll
Duration _____   Duration _____   Duration _____

☆ ☆ ☆
☆ ☆ ☆

Notes _____

Date: _____ Time: _____

Weather
☐ Mild ☐ Hot ☐ Cold   Total Distance _____ Duration _____

☐ Brisk walk   ☐ Moderate intensity   ☐ Stroll
Duration _____   Duration _____   Duration _____

☆ ☆ ☆
☆ ☆ ☆

Notes _____

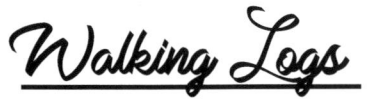

Date: _____ Time: _____

Weather
☐ Mild ☐ Hot ☐ Cold   Total Distance _____ Duration _____

☐ Brisk walk   ☐ Moderate intensity   ☐ Stroll
Duration _____   Duration _____   Duration _____

☆ ☆ ☆
☆ ☆ ☆

Notes _____

Date: _____ Time: _____

Weather
☐ Mild ☐ Hot ☐ Cold   Total Distance _____ Duration _____

☐ Brisk walk   ☐ Moderate intensity   ☐ Stroll
Duration _____   Duration _____   Duration _____

☆ ☆ ☆
☆ ☆ ☆

Notes _____

Date: _____ Time: _____

Weather
☐ Mild ☐ Hot ☐ Cold   Total Distance _____ Duration _____

☐ Brisk walk   ☐ Moderate intensity   ☐ Stroll
Duration _____   Duration _____   Duration _____

☆ ☆ ☆
☆ ☆ ☆

Notes _____

Date: _____ Time: _____

Weather
☐ Mild ☐ Hot ☐ Cold   Total Distance _____ Duration _____

☐ Brisk walk   ☐ Moderate intensity   ☐ Stroll
Duration _____   Duration _____   Duration _____

☆ ☆ ☆
☆ ☆ ☆

Notes _____

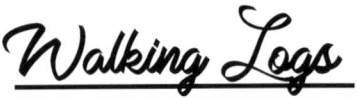

Date: _____ Time: _____

Weather
☐ Mild ☐ Hot ☐ Cold   Total Distance _____ Duration _____

☐ Brisk walk
Duration _____

☐ Moderate intensity
Duration _____

☐ Stroll
Duration _____

☆ ☆ ☆
☆ ☆ ☆

Notes _____

Date: _____ Time: _____

Weather
☐ Mild ☐ Hot ☐ Cold   Total Distance _____ Duration _____

☐ Brisk walk
Duration _____

☐ Moderate intensity
Duration _____

☐ Stroll
Duration _____

☆ ☆ ☆
☆ ☆ ☆

Notes _____

Date: _____ Time: _____

Weather
☐ Mild ☐ Hot ☐ Cold   Total Distance _____ Duration _____

☐ Brisk walk
Duration _____

☐ Moderate intensity
Duration _____

☐ Stroll
Duration _____

☆ ☆ ☆
☆ ☆ ☆

Notes _____

Date: _____ Time: _____

Weather
☐ Mild ☐ Hot ☐ Cold   Total Distance _____ Duration _____

☐ Brisk walk
Duration _____

☐ Moderate intensity
Duration _____

☐ Stroll
Duration _____

☆ ☆ ☆
☆ ☆ ☆

Notes _____

Walking Logs

Date: _____ Time: _____

Weather
☐ Mild ☐ Hot ☐ Cold   Total Distance _____   Duration _____

☐ Brisk walk   ☐ Moderate intensity   ☐ Stroll
Duration _____   Duration _____   Duration _____   ☆☆☆
                                                                    ☆☆☆

Notes _____

Date: _____ Time: _____

Weather
☐ Mild ☐ Hot ☐ Cold   Total Distance _____   Duration _____

☐ Brisk walk   ☐ Moderate intensity   ☐ Stroll
Duration _____   Duration _____   Duration _____   ☆☆☆
                                                                    ☆☆☆

Notes _____

Date: _____ Time: _____

Weather
☐ Mild ☐ Hot ☐ Cold   Total Distance _____   Duration _____

☐ Brisk walk   ☐ Moderate intensity   ☐ Stroll
Duration _____   Duration _____   Duration _____   ☆☆☆
                                                                    ☆☆☆

Notes _____

Date: _____ Time: _____

Weather
☐ Mild ☐ Hot ☐ Cold   Total Distance _____   Duration _____

☐ Brisk walk   ☐ Moderate intensity   ☐ Stroll
Duration _____   Duration _____   Duration _____   ☆☆☆
                                                                    ☆☆☆

Notes _____

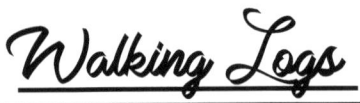

Walking Logs

Date: _____ Time: _____

Weather
☐ Mild ☐ Hot ☐ Cold   Total Distance _____ Duration _____

☐ Brisk walk   ☐ Moderate intensity   ☐ Stroll
Duration _____   Duration _____   Duration _____   ☆☆☆ ☆☆☆

Notes _____

Date: _____ Time: _____

Weather
☐ Mild ☐ Hot ☐ Cold   Total Distance _____ Duration _____

☐ Brisk walk   ☐ Moderate intensity   ☐ Stroll
Duration _____   Duration _____   Duration _____   ☆☆☆ ☆☆☆

Notes _____

Date: _____ Time: _____

Weather
☐ Mild ☐ Hot ☐ Cold   Total Distance _____ Duration _____

☐ Brisk walk   ☐ Moderate intensity   ☐ Stroll
Duration _____   Duration _____   Duration _____   ☆☆☆ ☆☆☆

Notes _____

Date: _____ Time: _____

Weather
☐ Mild ☐ Hot ☐ Cold   Total Distance _____ Duration _____

☐ Brisk walk   ☐ Moderate intensity   ☐ Stroll
Duration _____   Duration _____   Duration _____   ☆☆☆ ☆☆☆

Notes _____

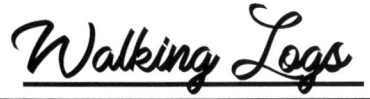

Walking Logs

Date: _____ Time: _____

Weather
☐ Mild ☐ Hot ☐ Cold   Total Distance _____ Duration _____

☐ Brisk walk | ☐ Moderate intensity | ☐ Stroll
Duration _____ | Duration _____ | Duration _____

☆☆☆
☆☆☆

Notes _____

Date: _____ Time: _____

Weather
☐ Mild ☐ Hot ☐ Cold   Total Distance _____ Duration _____

☐ Brisk walk | ☐ Moderate intensity | ☐ Stroll
Duration _____ | Duration _____ | Duration _____

☆☆☆
☆☆☆

Notes _____

Date: _____ Time: _____

Weather
☐ Mild ☐ Hot ☐ Cold   Total Distance _____ Duration _____

☐ Brisk walk | ☐ Moderate intensity | ☐ Stroll
Duration _____ | Duration _____ | Duration _____

☆☆☆
☆☆☆

Notes _____

Date: _____ Time: _____

Weather
☐ Mild ☐ Hot ☐ Cold   Total Distance _____ Duration _____

☐ Brisk walk | ☐ Moderate intensity | ☐ Stroll
Duration _____ | Duration _____ | Duration _____

☆☆☆
☆☆☆

Notes _____

Walking Logs

Date: _____ Time: _____

Weather
☐ Mild ☐ Hot ☐ Cold   Total Distance _____ Duration _____

☐ Brisk walk ☐ Moderate intensity ☐ Stroll
Duration _____ Duration _____ Duration _____

☆☆☆
☆☆☆

Notes _____

Date: _____ Time: _____

Weather
☐ Mild ☐ Hot ☐ Cold   Total Distance _____ Duration _____

☐ Brisk walk ☐ Moderate intensity ☐ Stroll
Duration _____ Duration _____ Duration _____

☆☆☆
☆☆☆

Notes _____

Date: _____ Time: _____

Weather
☐ Mild ☐ Hot ☐ Cold   Total Distance _____ Duration _____

☐ Brisk walk ☐ Moderate intensity ☐ Stroll
Duration _____ Duration _____ Duration _____

☆☆☆
☆☆☆

Notes _____

Date: _____ Time: _____

Weather
☐ Mild ☐ Hot ☐ Cold   Total Distance _____ Duration _____

☐ Brisk walk ☐ Moderate intensity ☐ Stroll
Duration _____ Duration _____ Duration _____

☆☆☆
☆☆☆

Notes _____

Walking Logs

Date: _____ Time: _____

Weather
☐ Mild ☐ Hot ☐ Cold   Total Distance _____ Duration _____

☐ Brisk walk   ☐ Moderate intensity   ☐ Stroll
Duration _____   Duration _____   Duration _____

☆☆☆
☆☆☆

Notes _____

Date: _____ Time: _____

Weather
☐ Mild ☐ Hot ☐ Cold   Total Distance _____ Duration _____

☐ Brisk walk   ☐ Moderate intensity   ☐ Stroll
Duration _____   Duration _____   Duration _____

☆☆☆
☆☆☆

Notes _____

Date: _____ Time: _____

Weather
☐ Mild ☐ Hot ☐ Cold   Total Distance _____ Duration _____

☐ Brisk walk   ☐ Moderate intensity   ☐ Stroll
Duration _____   Duration _____   Duration _____

☆☆☆
☆☆☆

Notes _____

Date: _____ Time: _____

Weather
☐ Mild ☐ Hot ☐ Cold   Total Distance _____ Duration _____

☐ Brisk walk   ☐ Moderate intensity   ☐ Stroll
Duration _____   Duration _____   Duration _____

☆☆☆
☆☆☆

Notes _____

Walking Logs

Date: _____ Time: _____

Weather
☐ Mild ☐ Hot ☐ Cold   Total Distance _____ Duration _____

☐ Brisk walk   ☐ Moderate intensity   ☐ Stroll
Duration _____   Duration _____   Duration _____

☆☆☆
☆☆☆

Notes _____

Date: _____ Time: _____

Weather
☐ Mild ☐ Hot ☐ Cold   Total Distance _____ Duration _____

☐ Brisk walk   ☐ Moderate intensity   ☐ Stroll
Duration _____   Duration _____   Duration _____

☆☆☆
☆☆☆

Notes _____

Date: _____ Time: _____

Weather
☐ Mild ☐ Hot ☐ Cold   Total Distance _____ Duration _____

☐ Brisk walk   ☐ Moderate intensity   ☐ Stroll
Duration _____   Duration _____   Duration _____

☆☆☆
☆☆☆

Notes _____

Date: _____ Time: _____

Weather
☐ Mild ☐ Hot ☐ Cold   Total Distance _____ Duration _____

☐ Brisk walk   ☐ Moderate intensity   ☐ Stroll
Duration _____   Duration _____   Duration _____

☆☆☆
☆☆☆

Notes _____

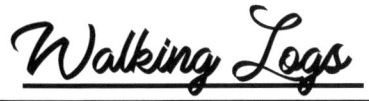

Date: _____ Time: _____

Weather
☐ Mild ☐ Hot ☐ Cold   Total Distance _____ Duration _____

☐ Brisk walk | ☐ Moderate intensity | ☐ Stroll
Duration _____ | Duration _____ | Duration _____

☆☆☆
☆☆☆

Notes _____

Date: _____ Time: _____

Weather
☐ Mild ☐ Hot ☐ Cold   Total Distance _____ Duration _____

☐ Brisk walk | ☐ Moderate intensity | ☐ Stroll
Duration _____ | Duration _____ | Duration _____

☆☆☆
☆☆☆

Notes _____

Date: _____ Time: _____

Weather
☐ Mild ☐ Hot ☐ Cold   Total Distance _____ Duration _____

☐ Brisk walk | ☐ Moderate intensity | ☐ Stroll
Duration _____ | Duration _____ | Duration _____

☆☆☆
☆☆☆

Notes _____

Date: _____ Time: _____

Weather
☐ Mild ☐ Hot ☐ Cold   Total Distance _____ Duration _____

☐ Brisk walk | ☐ Moderate intensity | ☐ Stroll
Duration _____ | Duration _____ | Duration _____

☆☆☆
☆☆☆

Notes _____

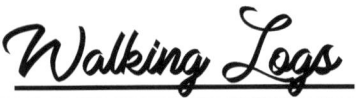

Date: _____ Time: _____

Weather
☐ Mild ☐ Hot ☐ Cold   Total Distance _____ Duration _____

☐ Brisk walk   ☐ Moderate intensity   ☐ Stroll
Duration _____   Duration _____   Duration _____

☆☆☆
☆☆☆

Notes _____

Date: _____ Time: _____

Weather
☐ Mild ☐ Hot ☐ Cold   Total Distance _____ Duration _____

☐ Brisk walk   ☐ Moderate intensity   ☐ Stroll
Duration _____   Duration _____   Duration _____

☆☆☆
☆☆☆

Notes _____

Date: _____ Time: _____

Weather
☐ Mild ☐ Hot ☐ Cold   Total Distance _____ Duration _____

☐ Brisk walk   ☐ Moderate intensity   ☐ Stroll
Duration _____   Duration _____   Duration _____

☆☆☆
☆☆☆

Notes _____

Date: _____ Time: _____

Weather
☐ Mild ☐ Hot ☐ Cold   Total Distance _____ Duration _____

☐ Brisk walk   ☐ Moderate intensity   ☐ Stroll
Duration _____   Duration _____   Duration _____

☆☆☆
☆☆☆

Notes _____

Walking Logs

Date: _____ Time: _____

Weather
- [ ] Mild [ ] Hot [ ] Cold   Total Distance _____ Duration _____

- [ ] Brisk walk   [ ] Moderate intensity   [ ] Stroll
  Duration _____   Duration _____   Duration _____

☆ ☆ ☆
☆ ☆ ☆

Notes _____

Date: _____ Time: _____

Weather
- [ ] Mild [ ] Hot [ ] Cold   Total Distance _____ Duration _____

- [ ] Brisk walk   [ ] Moderate intensity   [ ] Stroll
  Duration _____   Duration _____   Duration _____

☆ ☆ ☆
☆ ☆ ☆

Notes _____

Date: _____ Time: _____

Weather
- [ ] Mild [ ] Hot [ ] Cold   Total Distance _____ Duration _____

- [ ] Brisk walk   [ ] Moderate intensity   [ ] Stroll
  Duration _____   Duration _____   Duration _____

☆ ☆ ☆
☆ ☆ ☆

Notes _____

Date: _____ Time: _____

Weather
- [ ] Mild [ ] Hot [ ] Cold   Total Distance _____ Duration _____

- [ ] Brisk walk   [ ] Moderate intensity   [ ] Stroll
  Duration _____   Duration _____   Duration _____

☆ ☆ ☆
☆ ☆ ☆

Notes _____

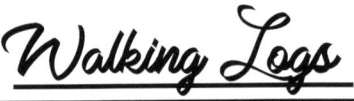
Walking Logs

Date: _____ Time: _____

Weather
☐ Mild ☐ Hot ☐ Cold   Total Distance _____ Duration _____

☐ Brisk walk
Duration _____

☐ Moderate intensity
Duration _____

☐ Stroll
Duration _____

☆ ☆ ☆
☆ ☆ ☆

Notes _____

Date: _____ Time: _____

Weather
☐ Mild ☐ Hot ☐ Cold   Total Distance _____ Duration _____

☐ Brisk walk
Duration _____

☐ Moderate intensity
Duration _____

☐ Stroll
Duration _____

☆ ☆ ☆
☆ ☆ ☆

Notes _____

Date: _____ Time: _____

Weather
☐ Mild ☐ Hot ☐ Cold   Total Distance _____ Duration _____

☐ Brisk walk
Duration _____

☐ Moderate intensity
Duration _____

☐ Stroll
Duration _____

☆ ☆ ☆
☆ ☆ ☆

Notes _____

Date: _____ Time: _____

Weather
☐ Mild ☐ Hot ☐ Cold   Total Distance _____ Duration _____

☐ Brisk walk
Duration _____

☐ Moderate intensity
Duration _____

☐ Stroll
Duration _____

☆ ☆ ☆
☆ ☆ ☆

Notes _____

Walking Logs

Date: _____   Time: _____

Weather
- [ ] Mild [ ] Hot [ ] Cold   Total Distance _____ Duration _____

- [ ] Brisk walk   [ ] Moderate intensity   [ ] Stroll
  Duration _____   Duration _____   Duration _____

☆ ☆ ☆
☆ ☆ ☆

Notes _____

Date: _____   Time: _____

Weather
- [ ] Mild [ ] Hot [ ] Cold   Total Distance _____ Duration _____

- [ ] Brisk walk   [ ] Moderate intensity   [ ] Stroll
  Duration _____   Duration _____   Duration _____

☆ ☆ ☆
☆ ☆ ☆

Notes _____

Date: _____   Time: _____

Weather
- [ ] Mild [ ] Hot [ ] Cold   Total Distance _____ Duration _____

- [ ] Brisk walk   [ ] Moderate intensity   [ ] Stroll
  Duration _____   Duration _____   Duration _____

☆ ☆ ☆
☆ ☆ ☆

Notes _____

Date: _____   Time: _____

Weather
- [ ] Mild [ ] Hot [ ] Cold   Total Distance _____ Duration _____

- [ ] Brisk walk   [ ] Moderate intensity   [ ] Stroll
  Duration _____   Duration _____   Duration _____

☆ ☆ ☆
☆ ☆ ☆

Notes _____

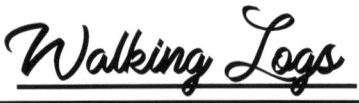

Date: _____ Time: _____

Weather
☐ Mild ☐ Hot ☐ Cold   Total Distance _____ Duration _____

☐ Brisk walk
Duration _____

☐ Moderate intensity
Duration _____

☐ Stroll
Duration _____

☆ ☆ ☆
☆ ☆ ☆

Notes _____

Date: _____ Time: _____

Weather
☐ Mild ☐ Hot ☐ Cold   Total Distance _____ Duration _____

☐ Brisk walk
Duration _____

☐ Moderate intensity
Duration _____

☐ Stroll
Duration _____

☆ ☆ ☆
☆ ☆ ☆

Notes _____

Date: _____ Time: _____

Weather
☐ Mild ☐ Hot ☐ Cold   Total Distance _____ Duration _____

☐ Brisk walk
Duration _____

☐ Moderate intensity
Duration _____

☐ Stroll
Duration _____

☆ ☆ ☆
☆ ☆ ☆

Notes _____

Date: _____ Time: _____

Weather
☐ Mild ☐ Hot ☐ Cold   Total Distance _____ Duration _____

☐ Brisk walk
Duration _____

☐ Moderate intensity
Duration _____

☐ Stroll
Duration _____

☆ ☆ ☆
☆ ☆ ☆

Notes _____

Walking Logs

Date: _____ Time: _____

Weather
☐ Mild ☐ Hot ☐ Cold   Total Distance _____ Duration _____

☐ Brisk walk | ☐ Moderate intensity | ☐ Stroll
Duration _____ | Duration _____ | Duration _____

☆☆☆
☆☆☆

Notes _____

Date: _____ Time: _____

Weather
☐ Mild ☐ Hot ☐ Cold   Total Distance _____ Duration _____

☐ Brisk walk | ☐ Moderate intensity | ☐ Stroll
Duration _____ | Duration _____ | Duration _____

☆☆☆
☆☆☆

Notes _____

Date: _____ Time: _____

Weather
☐ Mild ☐ Hot ☐ Cold   Total Distance _____ Duration _____

☐ Brisk walk | ☐ Moderate intensity | ☐ Stroll
Duration _____ | Duration _____ | Duration _____

☆☆☆
☆☆☆

Notes _____

Date: _____ Time: _____

Weather
☐ Mild ☐ Hot ☐ Cold   Total Distance _____ Duration _____

☐ Brisk walk | ☐ Moderate intensity | ☐ Stroll
Duration _____ | Duration _____ | Duration _____

☆☆☆
☆☆☆

Notes _____

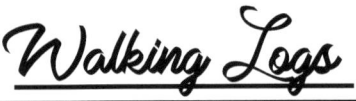

Walking Logs

Date: _____ Time: _____

Weather
- [ ] Mild [ ] Hot [ ] Cold   Total Distance _____ Duration _____

- [ ] Brisk walk — Duration _____
- [ ] Moderate intensity — Duration _____
- [ ] Stroll — Duration _____

☆☆☆
☆☆☆

Notes _____

Date: _____ Time: _____

Weather
- [ ] Mild [ ] Hot [ ] Cold   Total Distance _____ Duration _____

- [ ] Brisk walk — Duration _____
- [ ] Moderate intensity — Duration _____
- [ ] Stroll — Duration _____

☆☆☆
☆☆☆

Notes _____

Date: _____ Time: _____

Weather
- [ ] Mild [ ] Hot [ ] Cold   Total Distance _____ Duration _____

- [ ] Brisk walk — Duration _____
- [ ] Moderate intensity — Duration _____
- [ ] Stroll — Duration _____

☆☆☆
☆☆☆

Notes _____

Date: _____ Time: _____

Weather
- [ ] Mild [ ] Hot [ ] Cold   Total Distance _____ Duration _____

- [ ] Brisk walk — Duration _____
- [ ] Moderate intensity — Duration _____
- [ ] Stroll — Duration _____

☆☆☆
☆☆☆

Notes _____

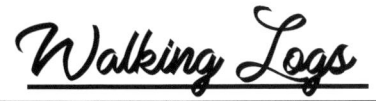
Walking Logs

Date: _____ Time: _____

Weather
☐ Mild ☐ Hot ☐ Cold   Total Distance _____ Duration _____

☐ Brisk walk ☐ Moderate intensity ☐ Stroll   ☆☆☆
Duration _____ Duration _____ Duration _____ ☆☆☆

Notes _____

Date: _____ Time: _____

Weather
☐ Mild ☐ Hot ☐ Cold   Total Distance _____ Duration _____

☐ Brisk walk ☐ Moderate intensity ☐ Stroll   ☆☆☆
Duration _____ Duration _____ Duration _____ ☆☆☆

Notes _____

Date: _____ Time: _____

Weather
☐ Mild ☐ Hot ☐ Cold   Total Distance _____ Duration _____

☐ Brisk walk ☐ Moderate intensity ☐ Stroll   ☆☆☆
Duration _____ Duration _____ Duration _____ ☆☆☆

Notes _____

Date: _____ Time: _____

Weather
☐ Mild ☐ Hot ☐ Cold   Total Distance _____ Duration _____

☐ Brisk walk ☐ Moderate intensity ☐ Stroll   ☆☆☆
Duration _____ Duration _____ Duration _____ ☆☆☆

Notes _____

Walking Logs

Date: _____ Time: _____

Weather
- [ ] Mild [ ] Hot [ ] Cold   Total Distance _____ Duration _____

- [ ] Brisk walk
  Duration _____
- [ ] Moderate intensity
  Duration _____
- [ ] Stroll
  Duration _____

☆ ☆ ☆
☆ ☆ ☆

Notes _____

Date: _____ Time: _____

Weather
- [ ] Mild [ ] Hot [ ] Cold   Total Distance _____ Duration _____

- [ ] Brisk walk
  Duration _____
- [ ] Moderate intensity
  Duration _____
- [ ] Stroll
  Duration _____

☆ ☆ ☆
☆ ☆ ☆

Notes _____

Date: _____ Time: _____

Weather
- [ ] Mild [ ] Hot [ ] Cold   Total Distance _____ Duration _____

- [ ] Brisk walk
  Duration _____
- [ ] Moderate intensity
  Duration _____
- [ ] Stroll
  Duration _____

☆ ☆ ☆
☆ ☆ ☆

Notes _____

Date: _____ Time: _____

Weather
- [ ] Mild [ ] Hot [ ] Cold   Total Distance _____ Duration _____

- [ ] Brisk walk
  Duration _____
- [ ] Moderate intensity
  Duration _____
- [ ] Stroll
  Duration _____

☆ ☆ ☆
☆ ☆ ☆

Notes _____

Walking Logs

Date: _____ Time: _____

Weather
☐ Mild ☐ Hot ☐ Cold   Total Distance _____ Duration _____

☐ Brisk walk   ☐ Moderate intensity   ☐ Stroll
Duration _____   Duration _____   Duration _____

☆ ☆ ☆
☆ ☆ ☆

Notes _____

Date: _____ Time: _____

Weather
☐ Mild ☐ Hot ☐ Cold   Total Distance _____ Duration _____

☐ Brisk walk   ☐ Moderate intensity   ☐ Stroll
Duration _____   Duration _____   Duration _____

☆ ☆ ☆
☆ ☆ ☆

Notes _____

Date: _____ Time: _____

Weather
☐ Mild ☐ Hot ☐ Cold   Total Distance _____ Duration _____

☐ Brisk walk   ☐ Moderate intensity   ☐ Stroll
Duration _____   Duration _____   Duration _____

☆ ☆ ☆
☆ ☆ ☆

Notes _____

Date: _____ Time: _____

Weather
☐ Mild ☐ Hot ☐ Cold   Total Distance _____ Duration _____

☐ Brisk walk   ☐ Moderate intensity   ☐ Stroll
Duration _____   Duration _____   Duration _____

☆ ☆ ☆
☆ ☆ ☆

Notes _____

Walking Logs

Date: _____ Time: _____

Weather
☐ Mild ☐ Hot ☐ Cold   Total Distance _____ Duration _____

☐ Brisk walk   ☐ Moderate intensity   ☐ Stroll
Duration _____   Duration _____   Duration _____

☆ ☆ ☆
☆ ☆ ☆

Notes _____

Date: _____ Time: _____

Weather
☐ Mild ☐ Hot ☐ Cold   Total Distance _____ Duration _____

☐ Brisk walk   ☐ Moderate intensity   ☐ Stroll
Duration _____   Duration _____   Duration _____

☆ ☆ ☆
☆ ☆ ☆

Notes _____

Date: _____ Time: _____

Weather
☐ Mild ☐ Hot ☐ Cold   Total Distance _____ Duration _____

☐ Brisk walk   ☐ Moderate intensity   ☐ Stroll
Duration _____   Duration _____   Duration _____

☆ ☆ ☆
☆ ☆ ☆

Notes _____

Date: _____ Time: _____

Weather
☐ Mild ☐ Hot ☐ Cold   Total Distance _____ Duration _____

☐ Brisk walk   ☐ Moderate intensity   ☐ Stroll
Duration _____   Duration _____   Duration _____

☆ ☆ ☆
☆ ☆ ☆

Notes _____

Walking Logs

Date: _____ Time: _____

Weather
☐ Mild ☐ Hot ☐ Cold   Total Distance _____ Duration _____

☐ Brisk walk ☐ Moderate intensity ☐ Stroll   ☆☆☆
Duration _____   Duration _____   Duration _____   ☆☆☆

Notes _____

Date: _____ Time: _____

Weather
☐ Mild ☐ Hot ☐ Cold   Total Distance _____ Duration _____

☐ Brisk walk ☐ Moderate intensity ☐ Stroll   ☆☆☆
Duration _____   Duration _____   Duration _____   ☆☆☆

Notes _____

Date: _____ Time: _____

Weather
☐ Mild ☐ Hot ☐ Cold   Total Distance _____ Duration _____

☐ Brisk walk ☐ Moderate intensity ☐ Stroll   ☆☆☆
Duration _____   Duration _____   Duration _____   ☆☆☆

Notes _____

Date: _____ Time: _____

Weather
☐ Mild ☐ Hot ☐ Cold   Total Distance _____ Duration _____

☐ Brisk walk ☐ Moderate intensity ☐ Stroll   ☆☆☆
Duration _____   Duration _____   Duration _____   ☆☆☆

Notes _____

Walking Logs

Date: _____ Time: _____

Weather
☐ Mild ☐ Hot ☐ Cold   Total Distance _____ Duration _____

☐ Brisk walk
Duration _____

☐ Moderate intensity
Duration _____

☐ Stroll
Duration _____

☆ ☆ ☆
☆ ☆ ☆

Notes _____

Date: _____ Time: _____

Weather
☐ Mild ☐ Hot ☐ Cold   Total Distance _____ Duration _____

☐ Brisk walk
Duration _____

☐ Moderate intensity
Duration _____

☐ Stroll
Duration _____

☆ ☆ ☆
☆ ☆ ☆

Notes _____

Date: _____ Time: _____

Weather
☐ Mild ☐ Hot ☐ Cold   Total Distance _____ Duration _____

☐ Brisk walk
Duration _____

☐ Moderate intensity
Duration _____

☐ Stroll
Duration _____

☆ ☆ ☆
☆ ☆ ☆

Notes _____

Date: _____ Time: _____

Weather
☐ Mild ☐ Hot ☐ Cold   Total Distance _____ Duration _____

☐ Brisk walk
Duration _____

☐ Moderate intensity
Duration _____

☐ Stroll
Duration _____

☆ ☆ ☆
☆ ☆ ☆

Notes _____

Walking Logs

Date: _____ Time: _____

Weather
- [ ] Mild [ ] Hot [ ] Cold   Total Distance _____ Duration _____

- [ ] Brisk walk — Duration _____
- [ ] Moderate intensity — Duration _____
- [ ] Stroll — Duration _____

☆☆☆
☆☆☆

Notes _____

Date: _____ Time: _____

Weather
- [ ] Mild [ ] Hot [ ] Cold   Total Distance _____ Duration _____

- [ ] Brisk walk — Duration _____
- [ ] Moderate intensity — Duration _____
- [ ] Stroll — Duration _____

☆☆☆
☆☆☆

Notes _____

Date: _____ Time: _____

Weather
- [ ] Mild [ ] Hot [ ] Cold   Total Distance _____ Duration _____

- [ ] Brisk walk — Duration _____
- [ ] Moderate intensity — Duration _____
- [ ] Stroll — Duration _____

☆☆☆
☆☆☆

Notes _____

Date: _____ Time: _____

Weather
- [ ] Mild [ ] Hot [ ] Cold   Total Distance _____ Duration _____

- [ ] Brisk walk — Duration _____
- [ ] Moderate intensity — Duration _____
- [ ] Stroll — Duration _____

☆☆☆
☆☆☆

Notes _____

Walking Logs

Date: _____ Time: _____

Weather
☐ Mild ☐ Hot ☐ Cold   Total Distance _____ Duration _____

☐ Brisk walk | ☐ Moderate intensity | ☐ Stroll
Duration _____ | Duration _____ | Duration _____

☆☆☆
☆☆☆

Notes _____

Date: _____ Time: _____

Weather
☐ Mild ☐ Hot ☐ Cold   Total Distance _____ Duration _____

☐ Brisk walk | ☐ Moderate intensity | ☐ Stroll
Duration _____ | Duration _____ | Duration _____

☆☆☆
☆☆☆

Notes _____

Date: _____ Time: _____

Weather
☐ Mild ☐ Hot ☐ Cold   Total Distance _____ Duration _____

☐ Brisk walk | ☐ Moderate intensity | ☐ Stroll
Duration _____ | Duration _____ | Duration _____

☆☆☆
☆☆☆

Notes _____

Date: _____ Time: _____

Weather
☐ Mild ☐ Hot ☐ Cold   Total Distance _____ Duration _____

☐ Brisk walk | ☐ Moderate intensity | ☐ Stroll
Duration _____ | Duration _____ | Duration _____

☆☆☆
☆☆☆

Notes _____

Walking Logs

Date: _____ Time: _____

Weather
☐ Mild ☐ Hot ☐ Cold   Total Distance _____ Duration _____

☐ Brisk walk   ☐ Moderate intensity   ☐ Stroll
Duration _____   Duration _____   Duration _____   ☆☆☆ ☆☆☆

Notes _____

Date: _____ Time: _____

Weather
☐ Mild ☐ Hot ☐ Cold   Total Distance _____ Duration _____

☐ Brisk walk   ☐ Moderate intensity   ☐ Stroll
Duration _____   Duration _____   Duration _____   ☆☆☆ ☆☆☆

Notes _____

Date: _____ Time: _____

Weather
☐ Mild ☐ Hot ☐ Cold   Total Distance _____ Duration _____

☐ Brisk walk   ☐ Moderate intensity   ☐ Stroll
Duration _____   Duration _____   Duration _____   ☆☆☆ ☆☆☆

Notes _____

Date: _____ Time: _____

Weather
☐ Mild ☐ Hot ☐ Cold   Total Distance _____ Duration _____

☐ Brisk walk   ☐ Moderate intensity   ☐ Stroll
Duration _____   Duration _____   Duration _____   ☆☆☆ ☆☆☆

Notes _____

Walking Logs

Date: _____ Time: _____

Weather
- [ ] Mild [ ] Hot [ ] Cold   Total Distance _____ Duration _____

- [ ] Brisk walk
  Duration _____
- [ ] Moderate intensity
  Duration _____
- [ ] Stroll
  Duration _____

☆ ☆ ☆
☆ ☆ ☆

Notes _____

Date: _____ Time: _____

Weather
- [ ] Mild [ ] Hot [ ] Cold   Total Distance _____ Duration _____

- [ ] Brisk walk
  Duration _____
- [ ] Moderate intensity
  Duration _____
- [ ] Stroll
  Duration _____

☆ ☆ ☆
☆ ☆ ☆

Notes _____

Date: _____ Time: _____

Weather
- [ ] Mild [ ] Hot [ ] Cold   Total Distance _____ Duration _____

- [ ] Brisk walk
  Duration _____
- [ ] Moderate intensity
  Duration _____
- [ ] Stroll
  Duration _____

☆ ☆ ☆
☆ ☆ ☆

Notes _____

Date: _____ Time: _____

Weather
- [ ] Mild [ ] Hot [ ] Cold   Total Distance _____ Duration _____

- [ ] Brisk walk
  Duration _____
- [ ] Moderate intensity
  Duration _____
- [ ] Stroll
  Duration _____

☆ ☆ ☆
☆ ☆ ☆

Notes _____

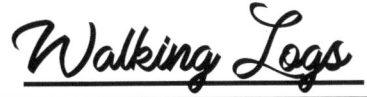

Date: _____ Time: _____

Weather
☐ Mild ☐ Hot ☐ Cold   Total Distance _____ Duration _____

☐ Brisk walk | ☐ Moderate intensity | ☐ Stroll   ☆☆☆
Duration _____ | Duration _____ | Duration _____   ☆☆☆

Notes _____

Date: _____ Time: _____

Weather
☐ Mild ☐ Hot ☐ Cold   Total Distance _____ Duration _____

☐ Brisk walk | ☐ Moderate intensity | ☐ Stroll   ☆☆☆
Duration _____ | Duration _____ | Duration _____   ☆☆☆

Notes _____

Date: _____ Time: _____

Weather
☐ Mild ☐ Hot ☐ Cold   Total Distance _____ Duration _____

☐ Brisk walk | ☐ Moderate intensity | ☐ Stroll   ☆☆☆
Duration _____ | Duration _____ | Duration _____   ☆☆☆

Notes _____

Date: _____ Time: _____

Weather
☐ Mild ☐ Hot ☐ Cold   Total Distance _____ Duration _____

☐ Brisk walk | ☐ Moderate intensity | ☐ Stroll   ☆☆☆
Duration _____ | Duration _____ | Duration _____   ☆☆☆

Notes _____

Walking Logs

Date: _____ Time: _____

Weather
☐ Mild ☐ Hot ☐ Cold   Total Distance _____ Duration _____

☐ Brisk walk ☐ Moderate intensity ☐ Stroll   ☆☆☆
Duration _____   Duration _____   Duration _____   ☆☆☆

Notes _____

Date: _____ Time: _____

Weather
☐ Mild ☐ Hot ☐ Cold   Total Distance _____ Duration _____

☐ Brisk walk ☐ Moderate intensity ☐ Stroll   ☆☆☆
Duration _____   Duration _____   Duration _____   ☆☆☆

Notes _____

Date: _____ Time: _____

Weather
☐ Mild ☐ Hot ☐ Cold   Total Distance _____ Duration _____

☐ Brisk walk ☐ Moderate intensity ☐ Stroll   ☆☆☆
Duration _____   Duration _____   Duration _____   ☆☆☆

Notes _____

Date: _____ Time: _____

Weather
☐ Mild ☐ Hot ☐ Cold   Total Distance _____ Duration _____

☐ Brisk walk ☐ Moderate intensity ☐ Stroll   ☆☆☆
Duration _____   Duration _____   Duration _____   ☆☆☆

Notes _____

Walking Logs

Date: _____ Time: _____

Weather
☐ Mild ☐ Hot ☐ Cold   Total Distance _____ Duration _____

☐ Brisk walk — Duration _____
☐ Moderate intensity — Duration _____
☐ Stroll — Duration _____
☆☆☆
☆☆☆

Notes _____

Date: _____ Time: _____

Weather
☐ Mild ☐ Hot ☐ Cold   Total Distance _____ Duration _____

☐ Brisk walk — Duration _____
☐ Moderate intensity — Duration _____
☐ Stroll — Duration _____
☆☆☆
☆☆☆

Notes _____

Date: _____ Time: _____

Weather
☐ Mild ☐ Hot ☐ Cold   Total Distance _____ Duration _____

☐ Brisk walk — Duration _____
☐ Moderate intensity — Duration _____
☐ Stroll — Duration _____
☆☆☆
☆☆☆

Notes _____

Date: _____ Time: _____

Weather
☐ Mild ☐ Hot ☐ Cold   Total Distance _____ Duration _____

☐ Brisk walk — Duration _____
☐ Moderate intensity — Duration _____
☐ Stroll — Duration _____
☆☆☆
☆☆☆

Notes _____

Walking Logs

Date: _____ Time: _____

Weather
☐ Mild ☐ Hot ☐ Cold   Total Distance _____ Duration _____

☐ Brisk walk   ☐ Moderate intensity   ☐ Stroll
Duration _____   Duration _____   Duration _____

☆ ☆ ☆
☆ ☆ ☆

Notes _____

Date: _____ Time: _____

Weather
☐ Mild ☐ Hot ☐ Cold   Total Distance _____ Duration _____

☐ Brisk walk   ☐ Moderate intensity   ☐ Stroll
Duration _____   Duration _____   Duration _____

☆ ☆ ☆
☆ ☆ ☆

Notes _____

Date: _____ Time: _____

Weather
☐ Mild ☐ Hot ☐ Cold   Total Distance _____ Duration _____

☐ Brisk walk   ☐ Moderate intensity   ☐ Stroll
Duration _____   Duration _____   Duration _____

☆ ☆ ☆
☆ ☆ ☆

Notes _____

Date: _____ Time: _____

Weather
☐ Mild ☐ Hot ☐ Cold   Total Distance _____ Duration _____

☐ Brisk walk   ☐ Moderate intensity   ☐ Stroll
Duration _____   Duration _____   Duration _____

☆ ☆ ☆
☆ ☆ ☆

Notes _____

Walking Logs

Date: _____ Time: _____

Weather
☐ Mild ☐ Hot ☐ Cold   Total Distance _____ Duration _____

☐ Brisk walk   ☐ Moderate intensity   ☐ Stroll
Duration _____   Duration _____   Duration _____

☆ ☆ ☆
☆ ☆ ☆

Notes _____

Date: _____ Time: _____

Weather
☐ Mild ☐ Hot ☐ Cold   Total Distance _____ Duration _____

☐ Brisk walk   ☐ Moderate intensity   ☐ Stroll
Duration _____   Duration _____   Duration _____

☆ ☆ ☆
☆ ☆ ☆

Notes _____

Date: _____ Time: _____

Weather
☐ Mild ☐ Hot ☐ Cold   Total Distance _____ Duration _____

☐ Brisk walk   ☐ Moderate intensity   ☐ Stroll
Duration _____   Duration _____   Duration _____

☆ ☆ ☆
☆ ☆ ☆

Notes _____

Date: _____ Time: _____

Weather
☐ Mild ☐ Hot ☐ Cold   Total Distance _____ Duration _____

☐ Brisk walk   ☐ Moderate intensity   ☐ Stroll
Duration _____   Duration _____   Duration _____

☆ ☆ ☆
☆ ☆ ☆

Notes _____

Walking Logs

Date: _____ Time: _____

Weather
- [ ] Mild [ ] Hot [ ] Cold   Total Distance _____ Duration _____

- [ ] Brisk walk — Duration _____
- [ ] Moderate intensity — Duration _____
- [ ] Stroll — Duration _____

☆ ☆ ☆
☆ ☆ ☆

Notes _____

Date: _____ Time: _____

Weather
- [ ] Mild [ ] Hot [ ] Cold   Total Distance _____ Duration _____

- [ ] Brisk walk — Duration _____
- [ ] Moderate intensity — Duration _____
- [ ] Stroll — Duration _____

☆ ☆ ☆
☆ ☆ ☆

Notes _____

Date: _____ Time: _____

Weather
- [ ] Mild [ ] Hot [ ] Cold   Total Distance _____ Duration _____

- [ ] Brisk walk — Duration _____
- [ ] Moderate intensity — Duration _____
- [ ] Stroll — Duration _____

☆ ☆ ☆
☆ ☆ ☆

Notes _____

Date: _____ Time: _____

Weather
- [ ] Mild [ ] Hot [ ] Cold   Total Distance _____ Duration _____

- [ ] Brisk walk — Duration _____
- [ ] Moderate intensity — Duration _____
- [ ] Stroll — Duration _____

☆ ☆ ☆
☆ ☆ ☆

Notes _____

Walking Logs

Date: _____ Time: _____

Weather
- [ ] Mild [ ] Hot [ ] Cold   Total Distance _____ Duration _____

- [ ] Brisk walk   [ ] Moderate intensity   [ ] Stroll
  Duration _____   Duration _____   Duration _____

☆ ☆ ☆
☆ ☆ ☆

Notes _____

Date: _____ Time: _____

Weather
- [ ] Mild [ ] Hot [ ] Cold   Total Distance _____ Duration _____

- [ ] Brisk walk   [ ] Moderate intensity   [ ] Stroll
  Duration _____   Duration _____   Duration _____

☆ ☆ ☆
☆ ☆ ☆

Notes _____

Date: _____ Time: _____

Weather
- [ ] Mild [ ] Hot [ ] Cold   Total Distance _____ Duration _____

- [ ] Brisk walk   [ ] Moderate intensity   [ ] Stroll
  Duration _____   Duration _____   Duration _____

☆ ☆ ☆
☆ ☆ ☆

Notes _____

Date: _____ Time: _____

Weather
- [ ] Mild [ ] Hot [ ] Cold   Total Distance _____ Duration _____

- [ ] Brisk walk   [ ] Moderate intensity   [ ] Stroll
  Duration _____   Duration _____   Duration _____

☆ ☆ ☆
☆ ☆ ☆

Notes _____

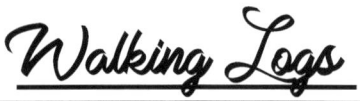

Date: _____ Time: _____

Weather
- [ ] Mild [ ] Hot [ ] Cold   Total Distance _____ Duration _____

- [ ] Brisk walk   Duration _____
- [ ] Moderate intensity   Duration _____
- [ ] Stroll   Duration _____

☆☆☆
☆☆☆

Notes _____

Date: _____ Time: _____

Weather
- [ ] Mild [ ] Hot [ ] Cold   Total Distance _____ Duration _____

- [ ] Brisk walk   Duration _____
- [ ] Moderate intensity   Duration _____
- [ ] Stroll   Duration _____

☆☆☆
☆☆☆

Notes _____

Date: _____ Time: _____

Weather
- [ ] Mild [ ] Hot [ ] Cold   Total Distance _____ Duration _____

- [ ] Brisk walk   Duration _____
- [ ] Moderate intensity   Duration _____
- [ ] Stroll   Duration _____

☆☆☆
☆☆☆

Notes _____

Date: _____ Time: _____

Weather
- [ ] Mild [ ] Hot [ ] Cold   Total Distance _____ Duration _____

- [ ] Brisk walk   Duration _____
- [ ] Moderate intensity   Duration _____
- [ ] Stroll   Duration _____

☆☆☆
☆☆☆

Notes _____

Walking Logs

Date: _____ Time: _____

Weather
☐ Mild ☐ Hot ☐ Cold   Total Distance _____ Duration _____

☐ Brisk walk   ☐ Moderate intensity   ☐ Stroll
Duration _____   Duration _____   Duration _____

☆☆☆
☆☆☆

Notes _____

Date: _____ Time: _____

Weather
☐ Mild ☐ Hot ☐ Cold   Total Distance _____ Duration _____

☐ Brisk walk   ☐ Moderate intensity   ☐ Stroll
Duration _____   Duration _____   Duration _____

☆☆☆
☆☆☆

Notes _____

Date: _____ Time: _____

Weather
☐ Mild ☐ Hot ☐ Cold   Total Distance _____ Duration _____

☐ Brisk walk   ☐ Moderate intensity   ☐ Stroll
Duration _____   Duration _____   Duration _____

☆☆☆
☆☆☆

Notes _____

Date: _____ Time: _____

Weather
☐ Mild ☐ Hot ☐ Cold   Total Distance _____ Duration _____

☐ Brisk walk   ☐ Moderate intensity   ☐ Stroll
Duration _____   Duration _____   Duration _____

☆☆☆
☆☆☆

Notes _____

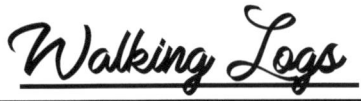
Walking Logs

Date: _____ Time: _____

Weather
☐ Mild ☐ Hot ☐ Cold   Total Distance _____ Duration _____

☐ Brisk walk   ☐ Moderate intensity   ☐ Stroll   ☆ ☆ ☆
Duration _____   Duration _____   Duration _____   ☆ ☆ ☆

Notes _____

Date: _____ Time: _____

Weather
☐ Mild ☐ Hot ☐ Cold   Total Distance _____ Duration _____

☐ Brisk walk   ☐ Moderate intensity   ☐ Stroll   ☆ ☆ ☆
Duration _____   Duration _____   Duration _____   ☆ ☆ ☆

Notes _____

Date: _____ Time: _____

Weather
☐ Mild ☐ Hot ☐ Cold   Total Distance _____ Duration _____

☐ Brisk walk   ☐ Moderate intensity   ☐ Stroll   ☆ ☆ ☆
Duration _____   Duration _____   Duration _____   ☆ ☆ ☆

Notes _____

Date: _____ Time: _____

Weather
☐ Mild ☐ Hot ☐ Cold   Total Distance _____ Duration _____

☐ Brisk walk   ☐ Moderate intensity   ☐ Stroll   ☆ ☆ ☆
Duration _____   Duration _____   Duration _____   ☆ ☆ ☆

Notes _____

Walking Logs

Date: _____ Time: _____

Weather
☐ Mild ☐ Hot ☐ Cold   Total Distance _____ Duration _____

☐ Brisk walk   ☐ Moderate intensity   ☐ Stroll
Duration _____   Duration _____   Duration _____
☆☆☆
☆☆☆

Notes _____

Date: _____ Time: _____

Weather
☐ Mild ☐ Hot ☐ Cold   Total Distance _____ Duration _____

☐ Brisk walk   ☐ Moderate intensity   ☐ Stroll
Duration _____   Duration _____   Duration _____
☆☆☆
☆☆☆

Notes _____

Date: _____ Time: _____

Weather
☐ Mild ☐ Hot ☐ Cold   Total Distance _____ Duration _____

☐ Brisk walk   ☐ Moderate intensity   ☐ Stroll
Duration _____   Duration _____   Duration _____
☆☆☆
☆☆☆

Notes _____

Date: _____ Time: _____

Weather
☐ Mild ☐ Hot ☐ Cold   Total Distance _____ Duration _____

☐ Brisk walk   ☐ Moderate intensity   ☐ Stroll
Duration _____   Duration _____   Duration _____
☆☆☆
☆☆☆

Notes _____

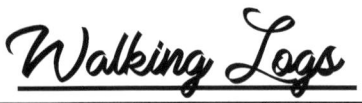

Walking Logs

Date: _____ Time: _____

Weather
- [ ] Mild [ ] Hot [ ] Cold   Total Distance _____ Duration _____

- [ ] Brisk walk — Duration _____
- [ ] Moderate intensity — Duration _____
- [ ] Stroll — Duration _____

☆ ☆ ☆
☆ ☆ ☆

Notes _____

Date: _____ Time: _____

Weather
- [ ] Mild [ ] Hot [ ] Cold   Total Distance _____ Duration _____

- [ ] Brisk walk — Duration _____
- [ ] Moderate intensity — Duration _____
- [ ] Stroll — Duration _____

☆ ☆ ☆
☆ ☆ ☆

Notes _____

Date: _____ Time: _____

Weather
- [ ] Mild [ ] Hot [ ] Cold   Total Distance _____ Duration _____

- [ ] Brisk walk — Duration _____
- [ ] Moderate intensity — Duration _____
- [ ] Stroll — Duration _____

☆ ☆ ☆
☆ ☆ ☆

Notes _____

Date: _____ Time: _____

Weather
- [ ] Mild [ ] Hot [ ] Cold   Total Distance _____ Duration _____

- [ ] Brisk walk — Duration _____
- [ ] Moderate intensity — Duration _____
- [ ] Stroll — Duration _____

☆ ☆ ☆
☆ ☆ ☆

Notes _____

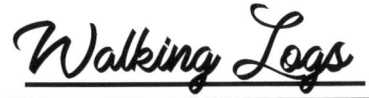

Date: _____ Time: _____

Weather
- [ ] Mild [ ] Hot [ ] Cold   Total Distance _____ Duration _____

- [ ] Brisk walk
  Duration _____
- [ ] Moderate intensity
  Duration _____
- [ ] Stroll
  Duration _____

☆ ☆ ☆
☆ ☆ ☆

Notes _____

Date: _____ Time: _____

Weather
- [ ] Mild [ ] Hot [ ] Cold   Total Distance _____ Duration _____

- [ ] Brisk walk
  Duration _____
- [ ] Moderate intensity
  Duration _____
- [ ] Stroll
  Duration _____

☆ ☆ ☆
☆ ☆ ☆

Notes _____

Date: _____ Time: _____

Weather
- [ ] Mild [ ] Hot [ ] Cold   Total Distance _____ Duration _____

- [ ] Brisk walk
  Duration _____
- [ ] Moderate intensity
  Duration _____
- [ ] Stroll
  Duration _____

☆ ☆ ☆
☆ ☆ ☆

Notes _____

Date: _____ Time: _____

Weather
- [ ] Mild [ ] Hot [ ] Cold   Total Distance _____ Duration _____

- [ ] Brisk walk
  Duration _____
- [ ] Moderate intensity
  Duration _____
- [ ] Stroll
  Duration _____

☆ ☆ ☆
☆ ☆ ☆

Notes _____

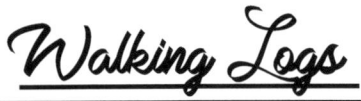
Walking Logs

Date: _____ Time: _____

Weather
- [ ] Mild [ ] Hot [ ] Cold   Total Distance _____ Duration _____

- [ ] Brisk walk | [ ] Moderate intensity | [ ] Stroll
  Duration _____ | Duration _____ | Duration _____

☆ ☆ ☆
☆ ☆ ☆

Notes _____

Date: _____ Time: _____

Weather
- [ ] Mild [ ] Hot [ ] Cold   Total Distance _____ Duration _____

- [ ] Brisk walk | [ ] Moderate intensity | [ ] Stroll
  Duration _____ | Duration _____ | Duration _____

☆ ☆ ☆
☆ ☆ ☆

Notes _____

Date: _____ Time: _____

Weather
- [ ] Mild [ ] Hot [ ] Cold   Total Distance _____ Duration _____

- [ ] Brisk walk | [ ] Moderate intensity | [ ] Stroll
  Duration _____ | Duration _____ | Duration _____

☆ ☆ ☆
☆ ☆ ☆

Notes _____

Date: _____ Time: _____

Weather
- [ ] Mild [ ] Hot [ ] Cold   Total Distance _____ Duration _____

- [ ] Brisk walk | [ ] Moderate intensity | [ ] Stroll
  Duration _____ | Duration _____ | Duration _____

☆ ☆ ☆
☆ ☆ ☆

Notes _____

Walking Logs

Date: _____ Time: _____

Weather
☐ Mild ☐ Hot ☐ Cold   Total Distance _____ Duration _____

☐ Brisk walk   ☐ Moderate intensity   ☐ Stroll   ☆☆☆
Duration _____   Duration _____   Duration _____   ☆☆☆

Notes _____

Date: _____ Time: _____

Weather
☐ Mild ☐ Hot ☐ Cold   Total Distance _____ Duration _____

☐ Brisk walk   ☐ Moderate intensity   ☐ Stroll   ☆☆☆
Duration _____   Duration _____   Duration _____   ☆☆☆

Notes _____

Date: _____ Time: _____

Weather
☐ Mild ☐ Hot ☐ Cold   Total Distance _____ Duration _____

☐ Brisk walk   ☐ Moderate intensity   ☐ Stroll   ☆☆☆
Duration _____   Duration _____   Duration _____   ☆☆☆

Notes _____

Date: _____ Time: _____

Weather
☐ Mild ☐ Hot ☐ Cold   Total Distance _____ Duration _____

☐ Brisk walk   ☐ Moderate intensity   ☐ Stroll   ☆☆☆
Duration _____   Duration _____   Duration _____   ☆☆☆

Notes _____

Walking Logs

Date: _____ Time: _____

Weather
☐ Mild ☐ Hot ☐ Cold   Total Distance _____ Duration _____

☐ Brisk walk
Duration _____

☐ Moderate intensity
Duration _____

☐ Stroll
Duration _____

☆ ☆ ☆
☆ ☆ ☆

Notes _____

Date: _____ Time: _____

Weather
☐ Mild ☐ Hot ☐ Cold   Total Distance _____ Duration _____

☐ Brisk walk
Duration _____

☐ Moderate intensity
Duration _____

☐ Stroll
Duration _____

☆ ☆ ☆
☆ ☆ ☆

Notes _____

Date: _____ Time: _____

Weather
☐ Mild ☐ Hot ☐ Cold   Total Distance _____ Duration _____

☐ Brisk walk
Duration _____

☐ Moderate intensity
Duration _____

☐ Stroll
Duration _____

☆ ☆ ☆
☆ ☆ ☆

Notes _____

Date: _____ Time: _____

Weather
☐ Mild ☐ Hot ☐ Cold   Total Distance _____ Duration _____

☐ Brisk walk
Duration _____

☐ Moderate intensity
Duration _____

☐ Stroll
Duration _____

☆ ☆ ☆
☆ ☆ ☆

Notes _____

Walking Logs

Date: _____ Time: _____

Weather
- [ ] Mild [ ] Hot [ ] Cold   Total Distance _____ Duration _____

- [ ] Brisk walk
  Duration _____
- [ ] Moderate intensity
  Duration _____
- [ ] Stroll
  Duration _____

☆ ☆ ☆
☆ ☆ ☆

Notes _____

Date: _____ Time: _____

Weather
- [ ] Mild [ ] Hot [ ] Cold   Total Distance _____ Duration _____

- [ ] Brisk walk
  Duration _____
- [ ] Moderate intensity
  Duration _____
- [ ] Stroll
  Duration _____

☆ ☆ ☆
☆ ☆ ☆

Notes _____

Date: _____ Time: _____

Weather
- [ ] Mild [ ] Hot [ ] Cold   Total Distance _____ Duration _____

- [ ] Brisk walk
  Duration _____
- [ ] Moderate intensity
  Duration _____
- [ ] Stroll
  Duration _____

☆ ☆ ☆
☆ ☆ ☆

Notes _____

Date: _____ Time: _____

Weather
- [ ] Mild [ ] Hot [ ] Cold   Total Distance _____ Duration _____

- [ ] Brisk walk
  Duration _____
- [ ] Moderate intensity
  Duration _____
- [ ] Stroll
  Duration _____

☆ ☆ ☆
☆ ☆ ☆

Notes _____

Walking Logs

Date: _____ Time: _____

Weather
☐ Mild ☐ Hot ☐ Cold   Total Distance _____ Duration _____

☐ Brisk walk
Duration _____

☐ Moderate intensity
Duration _____

☐ Stroll
Duration _____

☆ ☆ ☆
☆ ☆ ☆

Notes _____

Date: _____ Time: _____

Weather
☐ Mild ☐ Hot ☐ Cold   Total Distance _____ Duration _____

☐ Brisk walk
Duration _____

☐ Moderate intensity
Duration _____

☐ Stroll
Duration _____

☆ ☆ ☆
☆ ☆ ☆

Notes _____

Date: _____ Time: _____

Weather
☐ Mild ☐ Hot ☐ Cold   Total Distance _____ Duration _____

☐ Brisk walk
Duration _____

☐ Moderate intensity
Duration _____

☐ Stroll
Duration _____

☆ ☆ ☆
☆ ☆ ☆

Notes _____

Date: _____ Time: _____

Weather
☐ Mild ☐ Hot ☐ Cold   Total Distance _____ Duration _____

☐ Brisk walk
Duration _____

☐ Moderate intensity
Duration _____

☐ Stroll
Duration _____

☆ ☆ ☆
☆ ☆ ☆

Notes _____

Walking Logs

Date: _____ Time: _____

Weather
☐ Mild ☐ Hot ☐ Cold   Total Distance _____ Duration _____

☐ Brisk walk | ☐ Moderate intensity | ☐ Stroll
Duration _____ | Duration _____ | Duration _____

☆ ☆ ☆
☆ ☆ ☆

Notes _____

Date: _____ Time: _____

Weather
☐ Mild ☐ Hot ☐ Cold   Total Distance _____ Duration _____

☐ Brisk walk | ☐ Moderate intensity | ☐ Stroll
Duration _____ | Duration _____ | Duration _____

☆ ☆ ☆
☆ ☆ ☆

Notes _____

Date: _____ Time: _____

Weather
☐ Mild ☐ Hot ☐ Cold   Total Distance _____ Duration _____

☐ Brisk walk | ☐ Moderate intensity | ☐ Stroll
Duration _____ | Duration _____ | Duration _____

☆ ☆ ☆
☆ ☆ ☆

Notes _____

Date: _____ Time: _____

Weather
☐ Mild ☐ Hot ☐ Cold   Total Distance _____ Duration _____

☐ Brisk walk | ☐ Moderate intensity | ☐ Stroll
Duration _____ | Duration _____ | Duration _____

☆ ☆ ☆
☆ ☆ ☆

Notes _____

Walking Logs

Date: _____ Time: _____

Weather
- [ ] Mild [ ] Hot [ ] Cold   Total Distance _____ Duration _____

- [ ] Brisk walk
  Duration _____
- [ ] Moderate intensity
  Duration _____
- [ ] Stroll
  Duration _____

☆ ☆ ☆
☆ ☆ ☆

Notes _____

Date: _____ Time: _____

Weather
- [ ] Mild [ ] Hot [ ] Cold   Total Distance _____ Duration _____

- [ ] Brisk walk
  Duration _____
- [ ] Moderate intensity
  Duration _____
- [ ] Stroll
  Duration _____

☆ ☆ ☆
☆ ☆ ☆

Notes _____

Date: _____ Time: _____

Weather
- [ ] Mild [ ] Hot [ ] Cold   Total Distance _____ Duration _____

- [ ] Brisk walk
  Duration _____
- [ ] Moderate intensity
  Duration _____
- [ ] Stroll
  Duration _____

☆ ☆ ☆
☆ ☆ ☆

Notes _____

Date: _____ Time: _____

Weather
- [ ] Mild [ ] Hot [ ] Cold   Total Distance _____ Duration _____

- [ ] Brisk walk
  Duration _____
- [ ] Moderate intensity
  Duration _____
- [ ] Stroll
  Duration _____

☆ ☆ ☆
☆ ☆ ☆

Notes _____

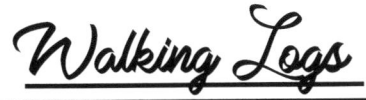
Walking Logs

Date: _____ Time: _____

Weather
☐ Mild ☐ Hot ☐ Cold   Total Distance _____ Duration _____

☐ Brisk walk ☐ Moderate intensity ☐ Stroll
Duration _____   Duration _____   Duration _____

☆☆☆
☆☆☆

Notes _____

Date: _____ Time: _____

Weather
☐ Mild ☐ Hot ☐ Cold   Total Distance _____ Duration _____

☐ Brisk walk ☐ Moderate intensity ☐ Stroll
Duration _____   Duration _____   Duration _____

☆☆☆
☆☆☆

Notes _____

Date: _____ Time: _____

Weather
☐ Mild ☐ Hot ☐ Cold   Total Distance _____ Duration _____

☐ Brisk walk ☐ Moderate intensity ☐ Stroll
Duration _____   Duration _____   Duration _____

☆☆☆
☆☆☆

Notes _____

Date: _____ Time: _____

Weather
☐ Mild ☐ Hot ☐ Cold   Total Distance _____ Duration _____

☐ Brisk walk ☐ Moderate intensity ☐ Stroll
Duration _____   Duration _____   Duration _____

☆☆☆
☆☆☆

Notes _____

Walking Logs

Date: _____ Time: _____

Weather
- [ ] Mild [ ] Hot [ ] Cold   Total Distance _____ Duration _____

- [ ] Brisk walk   [ ] Moderate intensity   [ ] Stroll
  Duration _____   Duration _____   Duration _____

☆ ☆ ☆
☆ ☆ ☆

Notes _____

Date: _____ Time: _____

Weather
- [ ] Mild [ ] Hot [ ] Cold   Total Distance _____ Duration _____

- [ ] Brisk walk   [ ] Moderate intensity   [ ] Stroll
  Duration _____   Duration _____   Duration _____

☆ ☆ ☆
☆ ☆ ☆

Notes _____

Date: _____ Time: _____

Weather
- [ ] Mild [ ] Hot [ ] Cold   Total Distance _____ Duration _____

- [ ] Brisk walk   [ ] Moderate intensity   [ ] Stroll
  Duration _____   Duration _____   Duration _____

☆ ☆ ☆
☆ ☆ ☆

Notes _____

Date: _____ Time: _____

Weather
- [ ] Mild [ ] Hot [ ] Cold   Total Distance _____ Duration _____

- [ ] Brisk walk   [ ] Moderate intensity   [ ] Stroll
  Duration _____   Duration _____   Duration _____

☆ ☆ ☆
☆ ☆ ☆

Notes _____

Walking Logs

Date: _____ Time: _____

Weather
☐ Mild ☐ Hot ☐ Cold   Total Distance _____ Duration _____

☐ Brisk walk ☐ Moderate intensity ☐ Stroll
Duration _____   Duration _____   Duration _____   ☆☆☆ ☆☆☆

Notes _____

Date: _____ Time: _____

Weather
☐ Mild ☐ Hot ☐ Cold   Total Distance _____ Duration _____

☐ Brisk walk ☐ Moderate intensity ☐ Stroll
Duration _____   Duration _____   Duration _____   ☆☆☆ ☆☆☆

Notes _____

Date: _____ Time: _____

Weather
☐ Mild ☐ Hot ☐ Cold   Total Distance _____ Duration _____

☐ Brisk walk ☐ Moderate intensity ☐ Stroll
Duration _____   Duration _____   Duration _____   ☆☆☆ ☆☆☆

Notes _____

Date: _____ Time: _____

Weather
☐ Mild ☐ Hot ☐ Cold   Total Distance _____ Duration _____

☐ Brisk walk ☐ Moderate intensity ☐ Stroll
Duration _____   Duration _____   Duration _____   ☆☆☆ ☆☆☆

Notes _____

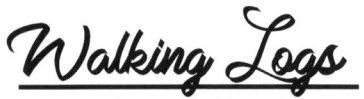

Walking Logs

Date: _____ Time: _____

Weather
- [ ] Mild [ ] Hot [ ] Cold   Total Distance _____ Duration _____

- [ ] Brisk walk   [ ] Moderate intensity   [ ] Stroll
  Duration _____   Duration _____   Duration _____

☆ ☆ ☆
☆ ☆ ☆

Notes _____

Date: _____ Time: _____

Weather
- [ ] Mild [ ] Hot [ ] Cold   Total Distance _____ Duration _____

- [ ] Brisk walk   [ ] Moderate intensity   [ ] Stroll
  Duration _____   Duration _____   Duration _____

☆ ☆ ☆
☆ ☆ ☆

Notes _____

Date: _____ Time: _____

Weather
- [ ] Mild [ ] Hot [ ] Cold   Total Distance _____ Duration _____

- [ ] Brisk walk   [ ] Moderate intensity   [ ] Stroll
  Duration _____   Duration _____   Duration _____

☆ ☆ ☆
☆ ☆ ☆

Notes _____

Date: _____ Time: _____

Weather
- [ ] Mild [ ] Hot [ ] Cold   Total Distance _____ Duration _____

- [ ] Brisk walk   [ ] Moderate intensity   [ ] Stroll
  Duration _____   Duration _____   Duration _____

☆ ☆ ☆
☆ ☆ ☆

Notes _____

Walking Logs

Date: _____ Time: _____

Weather
☐ Mild ☐ Hot ☐ Cold   Total Distance _____ Duration _____

☐ Brisk walk   ☐ Moderate intensity   ☐ Stroll
Duration _____   Duration _____   Duration _____   ☆☆☆
                                                                    ☆☆☆

Notes _____

Date: _____ Time: _____

Weather
☐ Mild ☐ Hot ☐ Cold   Total Distance _____ Duration _____

☐ Brisk walk   ☐ Moderate intensity   ☐ Stroll
Duration _____   Duration _____   Duration _____   ☆☆☆
                                                                    ☆☆☆

Notes _____

Date: _____ Time: _____

Weather
☐ Mild ☐ Hot ☐ Cold   Total Distance _____ Duration _____

☐ Brisk walk   ☐ Moderate intensity   ☐ Stroll
Duration _____   Duration _____   Duration _____   ☆☆☆
                                                                    ☆☆☆

Notes _____

Date: _____ Time: _____

Weather
☐ Mild ☐ Hot ☐ Cold   Total Distance _____ Duration _____

☐ Brisk walk   ☐ Moderate intensity   ☐ Stroll
Duration _____   Duration _____   Duration _____   ☆☆☆
                                                                    ☆☆☆

Notes _____

Walking Logs

Date: _____ Time: _____

Weather
☐ Mild ☐ Hot ☐ Cold   Total Distance _____ Duration _____

☐ Brisk walk   ☐ Moderate intensity   ☐ Stroll
Duration _____   Duration _____   Duration _____

☆ ☆ ☆
☆ ☆ ☆

Notes _____

Date: _____ Time: _____

Weather
☐ Mild ☐ Hot ☐ Cold   Total Distance _____ Duration _____

☐ Brisk walk   ☐ Moderate intensity   ☐ Stroll
Duration _____   Duration _____   Duration _____

☆ ☆ ☆
☆ ☆ ☆

Notes _____

Date: _____ Time: _____

Weather
☐ Mild ☐ Hot ☐ Cold   Total Distance _____ Duration _____

☐ Brisk walk   ☐ Moderate intensity   ☐ Stroll
Duration _____   Duration _____   Duration _____

☆ ☆ ☆
☆ ☆ ☆

Notes _____

Date: _____ Time: _____

Weather
☐ Mild ☐ Hot ☐ Cold   Total Distance _____ Duration _____

☐ Brisk walk   ☐ Moderate intensity   ☐ Stroll
Duration _____   Duration _____   Duration _____

☆ ☆ ☆
☆ ☆ ☆

Notes _____

Walking Logs

Date: _____ Time: _____

Weather
- [ ] Mild [ ] Hot [ ] Cold   Total Distance _____ Duration _____

- [ ] Brisk walk
  Duration _____
- [ ] Moderate intensity
  Duration _____
- [ ] Stroll
  Duration _____

☆ ☆ ☆
☆ ☆ ☆

Notes _____

Date: _____ Time: _____

Weather
- [ ] Mild [ ] Hot [ ] Cold   Total Distance _____ Duration _____

- [ ] Brisk walk
  Duration _____
- [ ] Moderate intensity
  Duration _____
- [ ] Stroll
  Duration _____

☆ ☆ ☆
☆ ☆ ☆

Notes _____

Date: _____ Time: _____

Weather
- [ ] Mild [ ] Hot [ ] Cold   Total Distance _____ Duration _____

- [ ] Brisk walk
  Duration _____
- [ ] Moderate intensity
  Duration _____
- [ ] Stroll
  Duration _____

☆ ☆ ☆
☆ ☆ ☆

Notes _____

Date: _____ Time: _____

Weather
- [ ] Mild [ ] Hot [ ] Cold   Total Distance _____ Duration _____

- [ ] Brisk walk
  Duration _____
- [ ] Moderate intensity
  Duration _____
- [ ] Stroll
  Duration _____

☆ ☆ ☆
☆ ☆ ☆

Notes _____

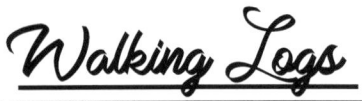

Walking Logs

Date: _____ Time: _____

Weather
- [ ] Mild [ ] Hot [ ] Cold   Total Distance _____ Duration _____

- [ ] Brisk walk — Duration _____
- [ ] Moderate intensity — Duration _____
- [ ] Stroll — Duration _____

☆☆☆
☆☆☆

Notes _____

Date: _____ Time: _____

Weather
- [ ] Mild [ ] Hot [ ] Cold   Total Distance _____ Duration _____

- [ ] Brisk walk — Duration _____
- [ ] Moderate intensity — Duration _____
- [ ] Stroll — Duration _____

☆☆☆
☆☆☆

Notes _____

Date: _____ Time: _____

Weather
- [ ] Mild [ ] Hot [ ] Cold   Total Distance _____ Duration _____

- [ ] Brisk walk — Duration _____
- [ ] Moderate intensity — Duration _____
- [ ] Stroll — Duration _____

☆☆☆
☆☆☆

Notes _____

Date: _____ Time: _____

Weather
- [ ] Mild [ ] Hot [ ] Cold   Total Distance _____ Duration _____

- [ ] Brisk walk — Duration _____
- [ ] Moderate intensity — Duration _____
- [ ] Stroll — Duration _____

☆☆☆
☆☆☆

Notes _____

Walking Logs

Date: _____ Time: _____

Weather
☐ Mild ☐ Hot ☐ Cold   Total Distance _____ Duration _____

☐ Brisk walk ☐ Moderate intensity ☐ Stroll   ☆☆☆
Duration ____ Duration _____ Duration ____   ☆☆☆

Notes _____

Date: _____ Time: _____

Weather
☐ Mild ☐ Hot ☐ Cold   Total Distance _____ Duration _____

☐ Brisk walk ☐ Moderate intensity ☐ Stroll   ☆☆☆
Duration ____ Duration _____ Duration ____   ☆☆☆

Notes _____

Date: _____ Time: _____

Weather
☐ Mild ☐ Hot ☐ Cold   Total Distance _____ Duration _____

☐ Brisk walk ☐ Moderate intensity ☐ Stroll   ☆☆☆
Duration ____ Duration _____ Duration ____   ☆☆☆

Notes _____

Date: _____ Time: _____

Weather
☐ Mild ☐ Hot ☐ Cold   Total Distance _____ Duration _____

☐ Brisk walk ☐ Moderate intensity ☐ Stroll   ☆☆☆
Duration ____ Duration _____ Duration ____   ☆☆☆

Notes _____

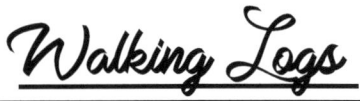
Walking Logs

Date: _____ Time: _____

Weather
- [ ] Mild [ ] Hot [ ] Cold   Total Distance _____ Duration _____

- [ ] Brisk walk Duration _____
- [ ] Moderate intensity Duration _____
- [ ] Stroll Duration _____

☆☆☆
☆☆☆

Notes _____

Date: _____ Time: _____

Weather
- [ ] Mild [ ] Hot [ ] Cold   Total Distance _____ Duration _____

- [ ] Brisk walk Duration _____
- [ ] Moderate intensity Duration _____
- [ ] Stroll Duration _____

☆☆☆
☆☆☆

Notes _____

Date: _____ Time: _____

Weather
- [ ] Mild [ ] Hot [ ] Cold   Total Distance _____ Duration _____

- [ ] Brisk walk Duration _____
- [ ] Moderate intensity Duration _____
- [ ] Stroll Duration _____

☆☆☆
☆☆☆

Notes _____

Date: _____ Time: _____

Weather
- [ ] Mild [ ] Hot [ ] Cold   Total Distance _____ Duration _____

- [ ] Brisk walk Duration _____
- [ ] Moderate intensity Duration _____
- [ ] Stroll Duration _____

☆☆☆
☆☆☆

Notes _____

Walking Logs

Date: _____ Time: _____

Weather
- [ ] Mild [ ] Hot [ ] Cold   Total Distance _____ Duration _____

- [ ] Brisk walk   Duration _____
- [ ] Moderate intensity   Duration _____
- [ ] Stroll   Duration _____

☆☆☆
☆☆☆

Notes _____

Date: _____ Time: _____

Weather
- [ ] Mild [ ] Hot [ ] Cold   Total Distance _____ Duration _____

- [ ] Brisk walk   Duration _____
- [ ] Moderate intensity   Duration _____
- [ ] Stroll   Duration _____

☆☆☆
☆☆☆

Notes _____

Date: _____ Time: _____

Weather
- [ ] Mild [ ] Hot [ ] Cold   Total Distance _____ Duration _____

- [ ] Brisk walk   Duration _____
- [ ] Moderate intensity   Duration _____
- [ ] Stroll   Duration _____

☆☆☆
☆☆☆

Notes _____

Date: _____ Time: _____

Weather
- [ ] Mild [ ] Hot [ ] Cold   Total Distance _____ Duration _____

- [ ] Brisk walk   Duration _____
- [ ] Moderate intensity   Duration _____
- [ ] Stroll   Duration _____

☆☆☆
☆☆☆

Notes _____

Walking Logs

Date: _____ Time: _____

Weather
- [ ] Mild [ ] Hot [ ] Cold   Total Distance _____ Duration _____

- [ ] Brisk walk — Duration _____
- [ ] Moderate intensity — Duration _____
- [ ] Stroll — Duration _____

☆ ☆ ☆
☆ ☆ ☆

Notes _____

Date: _____ Time: _____

Weather
- [ ] Mild [ ] Hot [ ] Cold   Total Distance _____ Duration _____

- [ ] Brisk walk — Duration _____
- [ ] Moderate intensity — Duration _____
- [ ] Stroll — Duration _____

☆ ☆ ☆
☆ ☆ ☆

Notes _____

Date: _____ Time: _____

Weather
- [ ] Mild [ ] Hot [ ] Cold   Total Distance _____ Duration _____

- [ ] Brisk walk — Duration _____
- [ ] Moderate intensity — Duration _____
- [ ] Stroll — Duration _____

☆ ☆ ☆
☆ ☆ ☆

Notes _____

Date: _____ Time: _____

Weather
- [ ] Mild [ ] Hot [ ] Cold   Total Distance _____ Duration _____

- [ ] Brisk walk — Duration _____
- [ ] Moderate intensity — Duration _____
- [ ] Stroll — Duration _____

☆ ☆ ☆
☆ ☆ ☆

Notes _____

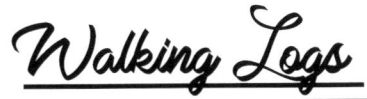
Walking Logs

Date: _____ Time: _____

Weather
- [ ] Mild [ ] Hot [ ] Cold   Total Distance _____ Duration _____

- [ ] Brisk walk — Duration _____
- [ ] Moderate intensity — Duration _____
- [ ] Stroll — Duration _____

☆ ☆ ☆
☆ ☆ ☆

Notes _____

Date: _____ Time: _____

Weather
- [ ] Mild [ ] Hot [ ] Cold   Total Distance _____ Duration _____

- [ ] Brisk walk — Duration _____
- [ ] Moderate intensity — Duration _____
- [ ] Stroll — Duration _____

☆ ☆ ☆
☆ ☆ ☆

Notes _____

Date: _____ Time: _____

Weather
- [ ] Mild [ ] Hot [ ] Cold   Total Distance _____ Duration _____

- [ ] Brisk walk — Duration _____
- [ ] Moderate intensity — Duration _____
- [ ] Stroll — Duration _____

☆ ☆ ☆
☆ ☆ ☆

Notes _____

Date: _____ Time: _____

Weather
- [ ] Mild [ ] Hot [ ] Cold   Total Distance _____ Duration _____

- [ ] Brisk walk — Duration _____
- [ ] Moderate intensity — Duration _____
- [ ] Stroll — Duration _____

☆ ☆ ☆
☆ ☆ ☆

Notes _____

Walking Logs

Date: _____ Time: _____

Weather
- [ ] Mild [ ] Hot [ ] Cold   Total Distance _____ Duration _____

- [ ] Brisk walk | [ ] Moderate intensity | [ ] Stroll
  Duration _____ | Duration _____ | Duration _____

☆☆☆
☆☆☆

Notes _____

Date: _____ Time: _____

Weather
- [ ] Mild [ ] Hot [ ] Cold   Total Distance _____ Duration _____

- [ ] Brisk walk | [ ] Moderate intensity | [ ] Stroll
  Duration _____ | Duration _____ | Duration _____

☆☆☆
☆☆☆

Notes _____

Date: _____ Time: _____

Weather
- [ ] Mild [ ] Hot [ ] Cold   Total Distance _____ Duration _____

- [ ] Brisk walk | [ ] Moderate intensity | [ ] Stroll
  Duration _____ | Duration _____ | Duration _____

☆☆☆
☆☆☆

Notes _____

Date: _____ Time: _____

Weather
- [ ] Mild [ ] Hot [ ] Cold   Total Distance _____ Duration _____

- [ ] Brisk walk | [ ] Moderate intensity | [ ] Stroll
  Duration _____ | Duration _____ | Duration _____

☆☆☆
☆☆☆

Notes _____

Walking Logs

Date: _____ Time: _____

Weather
☐ Mild ☐ Hot ☐ Cold   Total Distance _____ Duration _____

☐ Brisk walk | ☐ Moderate intensity | ☐ Stroll
Duration _____ | Duration _____ | Duration _____

☆☆☆
☆☆☆

Notes _____

Date: _____ Time: _____

Weather
☐ Mild ☐ Hot ☐ Cold   Total Distance _____ Duration _____

☐ Brisk walk | ☐ Moderate intensity | ☐ Stroll
Duration _____ | Duration _____ | Duration _____

☆☆☆
☆☆☆

Notes _____

Date: _____ Time: _____

Weather
☐ Mild ☐ Hot ☐ Cold   Total Distance _____ Duration _____

☐ Brisk walk | ☐ Moderate intensity | ☐ Stroll
Duration _____ | Duration _____ | Duration _____

☆☆☆
☆☆☆

Notes _____

Date: _____ Time: _____

Weather
☐ Mild ☐ Hot ☐ Cold   Total Distance _____ Duration _____

☐ Brisk walk | ☐ Moderate intensity | ☐ Stroll
Duration _____ | Duration _____ | Duration _____

☆☆☆
☆☆☆

Notes _____

Walking Logs

Date: _____ Time: _____

Weather
- [ ] Mild [ ] Hot [ ] Cold   Total Distance _____ Duration _____

- [ ] Brisk walk
  Duration _____
- [ ] Moderate intensity
  Duration _____
- [ ] Stroll
  Duration _____

☆ ☆ ☆
☆ ☆ ☆

Notes _____

Date: _____ Time: _____

Weather
- [ ] Mild [ ] Hot [ ] Cold   Total Distance _____ Duration _____

- [ ] Brisk walk
  Duration _____
- [ ] Moderate intensity
  Duration _____
- [ ] Stroll
  Duration _____

☆ ☆ ☆
☆ ☆ ☆

Notes _____

Date: _____ Time: _____

Weather
- [ ] Mild [ ] Hot [ ] Cold   Total Distance _____ Duration _____

- [ ] Brisk walk
  Duration _____
- [ ] Moderate intensity
  Duration _____
- [ ] Stroll
  Duration _____

☆ ☆ ☆
☆ ☆ ☆

Notes _____

Date: _____ Time: _____

Weather
- [ ] Mild [ ] Hot [ ] Cold   Total Distance _____ Duration _____

- [ ] Brisk walk
  Duration _____
- [ ] Moderate intensity
  Duration _____
- [ ] Stroll
  Duration _____

☆ ☆ ☆
☆ ☆ ☆

Notes _____

Walking Logs

Date: _____ Time: _____

Weather
- [ ] Mild [ ] Hot [ ] Cold   Total Distance _____ Duration _____

- [ ] Brisk walk   Duration _____
- [ ] Moderate intensity   Duration _____
- [ ] Stroll   Duration _____

☆ ☆ ☆
☆ ☆ ☆

Notes _____

Date: _____ Time: _____

Weather
- [ ] Mild [ ] Hot [ ] Cold   Total Distance _____ Duration _____

- [ ] Brisk walk   Duration _____
- [ ] Moderate intensity   Duration _____
- [ ] Stroll   Duration _____

☆ ☆ ☆
☆ ☆ ☆

Notes _____

Date: _____ Time: _____

Weather
- [ ] Mild [ ] Hot [ ] Cold   Total Distance _____ Duration _____

- [ ] Brisk walk   Duration _____
- [ ] Moderate intensity   Duration _____
- [ ] Stroll   Duration _____

☆ ☆ ☆
☆ ☆ ☆

Notes _____

Date: _____ Time: _____

Weather
- [ ] Mild [ ] Hot [ ] Cold   Total Distance _____ Duration _____

- [ ] Brisk walk   Duration _____
- [ ] Moderate intensity   Duration _____
- [ ] Stroll   Duration _____

☆ ☆ ☆
☆ ☆ ☆

Notes _____

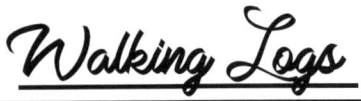

Date: _____ Time: _____

Weather
☐ Mild ☐ Hot ☐ Cold   Total Distance _____ Duration _____

☐ Brisk walk   ☐ Moderate intensity   ☐ Stroll
Duration _____   Duration _____   Duration _____

☆ ☆ ☆
☆ ☆ ☆

Notes _____

Date: _____ Time: _____

Weather
☐ Mild ☐ Hot ☐ Cold   Total Distance _____ Duration _____

☐ Brisk walk   ☐ Moderate intensity   ☐ Stroll
Duration _____   Duration _____   Duration _____

☆ ☆ ☆
☆ ☆ ☆

Notes _____

Date: _____ Time: _____

Weather
☐ Mild ☐ Hot ☐ Cold   Total Distance _____ Duration _____

☐ Brisk walk   ☐ Moderate intensity   ☐ Stroll
Duration _____   Duration _____   Duration _____

☆ ☆ ☆
☆ ☆ ☆

Notes _____

Date: _____ Time: _____

Weather
☐ Mild ☐ Hot ☐ Cold   Total Distance _____ Duration _____

☐ Brisk walk   ☐ Moderate intensity   ☐ Stroll
Duration _____   Duration _____   Duration _____

☆ ☆ ☆
☆ ☆ ☆

Notes _____

Walking Logs

Date: _____ Time: _____

Weather
☐ Mild ☐ Hot ☐ Cold   Total Distance _____ Duration _____

☐ Brisk walk   ☐ Moderate intensity   ☐ Stroll
Duration _____   Duration _____   Duration _____

☆ ☆ ☆
☆ ☆ ☆

Notes _____

Date: _____ Time: _____

Weather
☐ Mild ☐ Hot ☐ Cold   Total Distance _____ Duration _____

☐ Brisk walk   ☐ Moderate intensity   ☐ Stroll
Duration _____   Duration _____   Duration _____

☆ ☆ ☆
☆ ☆ ☆

Notes _____

Date: _____ Time: _____

Weather
☐ Mild ☐ Hot ☐ Cold   Total Distance _____ Duration _____

☐ Brisk walk   ☐ Moderate intensity   ☐ Stroll
Duration _____   Duration _____   Duration _____

☆ ☆ ☆
☆ ☆ ☆

Notes _____

Date: _____ Time: _____

Weather
☐ Mild ☐ Hot ☐ Cold   Total Distance _____ Duration _____

☐ Brisk walk   ☐ Moderate intensity   ☐ Stroll
Duration _____   Duration _____   Duration _____

☆ ☆ ☆
☆ ☆ ☆

Notes _____

Walking Logs

Date: _____ Time: _____

Weather
☐ Mild   ☐ Hot   ☐ Cold   Total Distance _____ Duration _____

☐ Brisk walk   ☐ Moderate intensity   ☐ Stroll   ☆☆☆
Duration _____   Duration _____   Duration _____   ☆☆☆

Notes _____

Date: _____ Time: _____

Weather
☐ Mild   ☐ Hot   ☐ Cold   Total Distance _____ Duration _____

☐ Brisk walk   ☐ Moderate intensity   ☐ Stroll   ☆☆☆
Duration _____   Duration _____   Duration _____   ☆☆☆

Notes _____

Date: _____ Time: _____

Weather
☐ Mild   ☐ Hot   ☐ Cold   Total Distance _____ Duration _____

☐ Brisk walk   ☐ Moderate intensity   ☐ Stroll   ☆☆☆
Duration _____   Duration _____   Duration _____   ☆☆☆

Notes _____

Date: _____ Time: _____

Weather
☐ Mild   ☐ Hot   ☐ Cold   Total Distance _____ Duration _____

☐ Brisk walk   ☐ Moderate intensity   ☐ Stroll   ☆☆☆
Duration _____   Duration _____   Duration _____   ☆☆☆

Notes _____

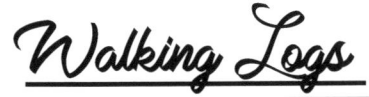
Walking Logs

Date: _____ Time: _____

Weather
- [ ] Mild [ ] Hot [ ] Cold   Total Distance _____ Duration _____

- [ ] Brisk walk   [ ] Moderate intensity   [ ] Stroll
  Duration _____   Duration _____   Duration _____

☆ ☆ ☆
☆ ☆ ☆

Notes _____

Date: _____ Time: _____

Weather
- [ ] Mild [ ] Hot [ ] Cold   Total Distance _____ Duration _____

- [ ] Brisk walk   [ ] Moderate intensity   [ ] Stroll
  Duration _____   Duration _____   Duration _____

☆ ☆ ☆
☆ ☆ ☆

Notes _____

Date: _____ Time: _____

Weather
- [ ] Mild [ ] Hot [ ] Cold   Total Distance _____ Duration _____

- [ ] Brisk walk   [ ] Moderate intensity   [ ] Stroll
  Duration _____   Duration _____   Duration _____

☆ ☆ ☆
☆ ☆ ☆

Notes _____

Date: _____ Time: _____

Weather
- [ ] Mild [ ] Hot [ ] Cold   Total Distance _____ Duration _____

- [ ] Brisk walk   [ ] Moderate intensity   [ ] Stroll
  Duration _____   Duration _____   Duration _____

☆ ☆ ☆
☆ ☆ ☆

Notes _____

Walking Logs

Date: _____ Time: _____

Weather
- [ ] Mild [ ] Hot [ ] Cold   Total Distance _____ Duration _____

- [ ] Brisk walk — Duration _____
- [ ] Moderate intensity — Duration _____
- [ ] Stroll — Duration _____

☆ ☆ ☆
☆ ☆ ☆

Notes _____

Date: _____ Time: _____

Weather
- [ ] Mild [ ] Hot [ ] Cold   Total Distance _____ Duration _____

- [ ] Brisk walk — Duration _____
- [ ] Moderate intensity — Duration _____
- [ ] Stroll — Duration _____

☆ ☆ ☆
☆ ☆ ☆

Notes _____

Date: _____ Time: _____

Weather
- [ ] Mild [ ] Hot [ ] Cold   Total Distance _____ Duration _____

- [ ] Brisk walk — Duration _____
- [ ] Moderate intensity — Duration _____
- [ ] Stroll — Duration _____

☆ ☆ ☆
☆ ☆ ☆

Notes _____

Date: _____ Time: _____

Weather
- [ ] Mild [ ] Hot [ ] Cold   Total Distance _____ Duration _____

- [ ] Brisk walk — Duration _____
- [ ] Moderate intensity — Duration _____
- [ ] Stroll — Duration _____

☆ ☆ ☆
☆ ☆ ☆

Notes _____

Walking Logs

Date: _____ Time: _____

Weather
☐ Mild ☐ Hot ☐ Cold   Total Distance _____ Duration _____

☐ Brisk walk   ☐ Moderate intensity   ☐ Stroll
Duration _____   Duration _____   Duration _____

☆☆☆
☆☆☆

Notes _____

Date: _____ Time: _____

Weather
☐ Mild ☐ Hot ☐ Cold   Total Distance _____ Duration _____

☐ Brisk walk   ☐ Moderate intensity   ☐ Stroll
Duration _____   Duration _____   Duration _____

☆☆☆
☆☆☆

Notes _____

Date: _____ Time: _____

Weather
☐ Mild ☐ Hot ☐ Cold   Total Distance _____ Duration _____

☐ Brisk walk   ☐ Moderate intensity   ☐ Stroll
Duration _____   Duration _____   Duration _____

☆☆☆
☆☆☆

Notes _____

Date: _____ Time: _____

Weather
☐ Mild ☐ Hot ☐ Cold   Total Distance _____ Duration _____

☐ Brisk walk   ☐ Moderate intensity   ☐ Stroll
Duration _____   Duration _____   Duration _____

☆☆☆
☆☆☆

Notes _____

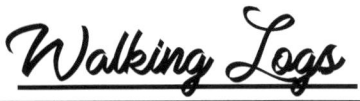
Walking Logs

Date: _____ Time: _____

Weather
☐ Mild ☐ Hot ☐ Cold   Total Distance _____ Duration _____

☐ Brisk walk
Duration _____

☐ Moderate intensity
Duration _____

☐ Stroll
Duration _____

☆ ☆ ☆
☆ ☆ ☆

Notes _____

Date: _____ Time: _____

Weather
☐ Mild ☐ Hot ☐ Cold   Total Distance _____ Duration _____

☐ Brisk walk
Duration _____

☐ Moderate intensity
Duration _____

☐ Stroll
Duration _____

☆ ☆ ☆
☆ ☆ ☆

Notes _____

Date: _____ Time: _____

Weather
☐ Mild ☐ Hot ☐ Cold   Total Distance _____ Duration _____

☐ Brisk walk
Duration _____

☐ Moderate intensity
Duration _____

☐ Stroll
Duration _____

☆ ☆ ☆
☆ ☆ ☆

Notes _____

Date: _____ Time: _____

Weather
☐ Mild ☐ Hot ☐ Cold   Total Distance _____ Duration _____

☐ Brisk walk
Duration _____

☐ Moderate intensity
Duration _____

☐ Stroll
Duration _____

☆ ☆ ☆
☆ ☆ ☆

Notes _____

Walking Logs

Date: _____ Time: _____

Weather
☐ Mild ☐ Hot ☐ Cold   Total Distance _____ Duration _____

☐ Brisk walk | ☐ Moderate intensity | ☐ Stroll
Duration _____ | Duration _____ | Duration _____

☆ ☆ ☆
☆ ☆ ☆

Notes _____

Date: _____ Time: _____

Weather
☐ Mild ☐ Hot ☐ Cold   Total Distance _____ Duration _____

☐ Brisk walk | ☐ Moderate intensity | ☐ Stroll
Duration _____ | Duration _____ | Duration _____

☆ ☆ ☆
☆ ☆ ☆

Notes _____

Date: _____ Time: _____

Weather
☐ Mild ☐ Hot ☐ Cold   Total Distance _____ Duration _____

☐ Brisk walk | ☐ Moderate intensity | ☐ Stroll
Duration _____ | Duration _____ | Duration _____

☆ ☆ ☆
☆ ☆ ☆

Notes _____

Date: _____ Time: _____

Weather
☐ Mild ☐ Hot ☐ Cold   Total Distance _____ Duration _____

☐ Brisk walk | ☐ Moderate intensity | ☐ Stroll
Duration _____ | Duration _____ | Duration _____

☆ ☆ ☆
☆ ☆ ☆

Notes _____

Walking Logs

Date: _____ Time: _____

Weather
- [ ] Mild [ ] Hot [ ] Cold   Total Distance _____ Duration _____

- [ ] Brisk walk — Duration _____
- [ ] Moderate intensity — Duration _____
- [ ] Stroll — Duration _____

☆ ☆ ☆
☆ ☆ ☆

Notes _____

Date: _____ Time: _____

Weather
- [ ] Mild [ ] Hot [ ] Cold   Total Distance _____ Duration _____

- [ ] Brisk walk — Duration _____
- [ ] Moderate intensity — Duration _____
- [ ] Stroll — Duration _____

☆ ☆ ☆
☆ ☆ ☆

Notes _____

Date: _____ Time: _____

Weather
- [ ] Mild [ ] Hot [ ] Cold   Total Distance _____ Duration _____

- [ ] Brisk walk — Duration _____
- [ ] Moderate intensity — Duration _____
- [ ] Stroll — Duration _____

☆ ☆ ☆
☆ ☆ ☆

Notes _____

Date: _____ Time: _____

Weather
- [ ] Mild [ ] Hot [ ] Cold   Total Distance _____ Duration _____

- [ ] Brisk walk — Duration _____
- [ ] Moderate intensity — Duration _____
- [ ] Stroll — Duration _____

☆ ☆ ☆
☆ ☆ ☆

Notes _____

Walking Logs

Date: _____ Time: _____

Weather
☐ Mild ☐ Hot ☐ Cold   Total Distance _____ Duration _____

☐ Brisk walk | ☐ Moderate intensity | ☐ Stroll
Duration _____ | Duration _____ | Duration _____

☆ ☆ ☆
☆ ☆ ☆

Notes _____

Date: _____ Time: _____

Weather
☐ Mild ☐ Hot ☐ Cold   Total Distance _____ Duration _____

☐ Brisk walk | ☐ Moderate intensity | ☐ Stroll
Duration _____ | Duration _____ | Duration _____

☆ ☆ ☆
☆ ☆ ☆

Notes _____

Date: _____ Time: _____

Weather
☐ Mild ☐ Hot ☐ Cold   Total Distance _____ Duration _____

☐ Brisk walk | ☐ Moderate intensity | ☐ Stroll
Duration _____ | Duration _____ | Duration _____

☆ ☆ ☆
☆ ☆ ☆

Notes _____

Date: _____ Time: _____

Weather
☐ Mild ☐ Hot ☐ Cold   Total Distance _____ Duration _____

☐ Brisk walk | ☐ Moderate intensity | ☐ Stroll
Duration _____ | Duration _____ | Duration _____

☆ ☆ ☆
☆ ☆ ☆

Notes _____

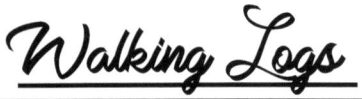

Date: _____ Time: _____

Weather
☐ Mild ☐ Hot ☐ Cold   Total Distance _____ Duration _____

☐ Brisk walk   ☐ Moderate intensity   ☐ Stroll
Duration _____   Duration _____   Duration _____

☆☆☆
☆☆☆

Notes _____

Date: _____ Time: _____

Weather
☐ Mild ☐ Hot ☐ Cold   Total Distance _____ Duration _____

☐ Brisk walk   ☐ Moderate intensity   ☐ Stroll
Duration _____   Duration _____   Duration _____

☆☆☆
☆☆☆

Notes _____

Date: _____ Time: _____

Weather
☐ Mild ☐ Hot ☐ Cold   Total Distance _____ Duration _____

☐ Brisk walk   ☐ Moderate intensity   ☐ Stroll
Duration _____   Duration _____   Duration _____

☆☆☆
☆☆☆

Notes _____

Date: _____ Time: _____

Weather
☐ Mild ☐ Hot ☐ Cold   Total Distance _____ Duration _____

☐ Brisk walk   ☐ Moderate intensity   ☐ Stroll
Duration _____   Duration _____   Duration _____

☆☆☆
☆☆☆

Notes _____

Walking Logs

Date: _____ Time: _____

Weather
☐ Mild ☐ Hot ☐ Cold   Total Distance _____ Duration _____

☐ Brisk walk | ☐ Moderate intensity | ☐ Stroll
Duration _____ | Duration _____ | Duration _____

☆☆☆
☆☆☆

Notes _____

Date: _____ Time: _____

Weather
☐ Mild ☐ Hot ☐ Cold   Total Distance _____ Duration _____

☐ Brisk walk | ☐ Moderate intensity | ☐ Stroll
Duration _____ | Duration _____ | Duration _____

☆☆☆
☆☆☆

Notes _____

Date: _____ Time: _____

Weather
☐ Mild ☐ Hot ☐ Cold   Total Distance _____ Duration _____

☐ Brisk walk | ☐ Moderate intensity | ☐ Stroll
Duration _____ | Duration _____ | Duration _____

☆☆☆
☆☆☆

Notes _____

Date: _____ Time: _____

Weather
☐ Mild ☐ Hot ☐ Cold   Total Distance _____ Duration _____

☐ Brisk walk | ☐ Moderate intensity | ☐ Stroll
Duration _____ | Duration _____ | Duration _____

☆☆☆
☆☆☆

Notes _____

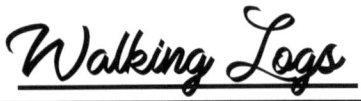

Walking Logs

Date: _____ Time: _____

Weather
- [ ] Mild [ ] Hot [ ] Cold   Total Distance _____ Duration _____

- [ ] Brisk walk — Duration _____
- [ ] Moderate intensity — Duration _____
- [ ] Stroll — Duration _____

☆ ☆ ☆
☆ ☆ ☆

Notes _____

Date: _____ Time: _____

Weather
- [ ] Mild [ ] Hot [ ] Cold   Total Distance _____ Duration _____

- [ ] Brisk walk — Duration _____
- [ ] Moderate intensity — Duration _____
- [ ] Stroll — Duration _____

☆ ☆ ☆
☆ ☆ ☆

Notes _____

Date: _____ Time: _____

Weather
- [ ] Mild [ ] Hot [ ] Cold   Total Distance _____ Duration _____

- [ ] Brisk walk — Duration _____
- [ ] Moderate intensity — Duration _____
- [ ] Stroll — Duration _____

☆ ☆ ☆
☆ ☆ ☆

Notes _____

Date: _____ Time: _____

Weather
- [ ] Mild [ ] Hot [ ] Cold   Total Distance _____ Duration _____

- [ ] Brisk walk — Duration _____
- [ ] Moderate intensity — Duration _____
- [ ] Stroll — Duration _____

☆ ☆ ☆
☆ ☆ ☆

Notes _____

Printed in Great Britain
by Amazon